凍てつく閉鎖病棟

青年精神科医の見たその現実

定塚 甫 著

社会批評社

はじめに

　ここに書かれていることは、全てが真実である。

　一人の若き精神科医が、医師として初めて体験した日々の記録である。ここに記載されている内容は、この青年精神科医の日記をもとに書かれている。出てくる人たちは、全てが実在の人たちであり、一切のフィクションは記載されていない。

　この本は、日本の精神医療の歴史にあって、人間として扱われなかった人たちの証言である。彼らは、如何なる罪を犯したわけでもなく、社会に対して如何なる反抗も行ったことがなかった。それにも拘わらず、彼らは、理不尽な個人の勝手と社会の力により、鉄格子の中に閉じ込められていた。

　数十年を経た今日、ある人たちは、既に鉄格子に囲まれた小さな部屋で他界しているだろう。青年であった生きている人たちは、やはり同じところで老人となっているだろう。

　これらの人たちは、現在こそ閉鎖された中での生活を送っているが、ほとんどの人たちは、ほんの短期間、鉄格子のない、外での自然に触れる生活をしていたことがあった。このような体験があるばかりに、彼らは、より悲愴な想いに陥っており、いつも自由で、幸せで、人間らしい生活があったことを想い起こしている。彼がここで紹介している人たちは、今もなお、精神科施設に収容されている。

彼は、ありったけの力で、これらの人たちの援助を試みたのである。しかし、最終的には、失敗に終わった。なぜなら、彼の考えに頑強に抵抗する人たちがいたからである。改革するには、国家という勢力は余りにも強力であった。

彼は、「精神障害者たちに自由を」と主張しながらも、この社会的実現から逃げ出したことを、心から詫びたいと思っている。しかし、彼の望むのは、この問題の困難さの現実のなかで、なおかつ、この悲惨な現状に打ち勝つだろうということである。

この10年の間は、少なくとも精神障害者には静かな期間であったのだが、今もなお日本では、彼の試みた目標としたレベルには達していないようだ。

一人でも多くの人たちがこの本を読まれ、日本は、「精神障害者については、発達途上国である」ことを、知っていただきたい。

（注　本書は、２００６年１月発行の拙著『私たちも人間として見てほしい』［日本文学館刊］を、ドラマの脚本として読まれるべく書き直されたものである。）

著者

目次

第4章　変革された精神医療——85

第5章　病棟の中の悲惨な事件——123

第1章　精神科医への道

明日への再出発

36歳の男性が、6年間、初めて精神科医として働いた病院を後に歩き始めた。彼は、サイドカー付のオートバイに飛び乗った。彼は、その着ていた擦り切れ、薄汚れた赤のライダースーツのように、疲弊しきっているかに見えた。そこには、誰一人として、彼を見送る人はいなかった。

6年前に来た道をゆっくりと走り出し、病院を後にした。

国道1号線を西に、新しい次の勤務先である病院へ向かいながら、彼は、多くの患者の目を背中に感じていた。彼らは、新しい鉄格子を通して、言葉なく彼を見送っていたのである。彼は、彼らの方に目を向けることが出来ないということを、十分に知っていた。

6年前に若き精神科医として、初めてこの病院に赴任して来た時には、400人もの患者たちが鉄格子の間から、ひしめくように手を振って歓迎の意を表していたのを、彼はありありと憶えている。

彼が到着した時、オートバイの走行距離計は800kmを示していた。今の距離計は、既に、35000kmを示している。これだけの距離を彼は、サイドカーに乗った患者と共に過ごしたのであった。

彼が病院を去ったのは、決して彼の意志ではなく、上司である院長の突然の命令であった。それは、その病院の「開放制」を「閉鎖制」にするためであり、「外出禁止制」に戻すことが目的であった。

彼の名前は、富山雅生《まさお》。ここで書かれているのは、全てが彼の辿った道の記録である。

彼は、「俺には、もう居るところがない、戻るところもないのだ。残るものもない。サイドカーだけが、想い出として残っている」と、歌いながら病院を後にした。

彼の経験した「想い出」は、これから語られる。これらは、彼の日記により詳細に語られるであろう。今の彼は、ちょうど62歳。彼が振り返る、若き日の記録である。

悲愴な生い立ち

彼、雅生は、第2次世界大戦終結の年に生まれた。戦後、最も多くの子供たちが生まれた所謂《いわゆる》、

「ベビーブーム」世代の一人である。そこは、日本の豪雪地であり寒い地方でもあった。そのため彼は、寒さには強かった。彼は、悲惨と言われるほどの幼少期を過ごしながらも、可愛い坊やであった。

彼は、4歳の時に、肺結核に罹《かか》ったが、完全に治って健康を取り戻した。当時、肺結核と言えば、退院できずにいる子供たちがたくさんいた。彼の住んでいた地方は、寒い日が何ヵ月も続き、めったにお日様の光を浴びることが出来なかったため、日本中で一番結核の多い地方であった。そのため、日本で最も大きな国立結核療養所があり、結核多発地方とも言われていた。

彼は、2年もの間、抗結核剤の注射を受けるために、40度の熱がありながらも、毎日、徒歩で雪をかき分けながら病院へ通った。彼は、わずか4歳の子供であったのに、生きる力を持っていたのだ。

全ての治療が終わった時、彼は、「僕は、生まれてくるべきでなかったので、この世で生きていることも想像できなかったのだから、どんな困難からも逃げ出さないぞ」と、自分に誓った。

彼の母は、最初の夫と離婚したため、彼の父は、母の2番目の夫であった。そんなことは、彼の住んでいた地方では、さほど珍しいことではなかった。離婚して、すぐにも再婚する女性など、何処にでもいるくらいで、再婚するなり妊娠するため、生まれてきた子供の父親が誰であるかを知るのは、唯一女性だけであった。

彼の場合、しかしながら、既にきょうだいが生まれていた。このことが、かえって彼を「死滅」させる運命から救ったのである。

彼の父が、前線基地へ召集された時には、既に、第2次世界大戦は、終結に向かっていた。留守を預かる彼の母は、常に長女には感情的になっていた。なぜなら、母の父——彼の祖父は、孫娘である長女ばかり愛していたからである。

実のところ、祖父は、もともと男子の孫が生まれることを望んでいたのであった。それは、祖父の仕事である「売薬」、今日でいう、「置き薬」の仕事を長男に継がせようと考えていたからに他ならない。

終戦後間もなく、彼の父が帰還した時、母は、彼を胎内に宿していることに気がついた。彼の父が、母の妊娠に気づいた時、父は、即座に母を疑い、「僕は、あの時、確実にコンドームを装着していたのだから、妊娠するなんておかしいじゃないか！」と母に詰問した。以来、二人の間には〝冷戦〟が続いたのであった。

もとより、子供が好きではなかった母は、既に妊娠6カ月を過ぎてしまっていたにも拘わらず、人工妊娠中絶を受けることを決心したのである。勿論、最初は、産科医の務めとして、中絶手術を行うことを断られた。ちなみに、妊娠22週を超えた場合、通常の人工妊娠中絶は、法的に禁止されている。

しかし、遂に産科医は、母からの執拗な要求に負けて、全責任は産科医がとるということで、中絶手術を行うことになった。産科医の立てた手術計画は、胎児が余りにも大きくなりすぎていたため、子宮内で細切れに切り刻んで、それから子宮外に取り出そうというものであった。だが、手術を行う前に、麻酔をかけようとしたところ、突然、羊水が飛び出し始め、破水が始まったのである。

こうして、彼は、残忍非道な母親と産科医師から、一瞬のうちに逃げ出してしまったのである。したがって彼らも、胎児がこの世に出てきたら、如何なることがあっても彼を人間として認めなければならなかった。万が一にもあり得ない現実を直視してしまったのである。産科医は、本当に驚愕してしまった。

母は、麻酔による朦朧《もうろう》とした意識の中で、赤ん坊を家に持ち帰ったが、何が起こったのか、現実を直視できなかったようである。

これが、彼の、富山雅生の、信じられない誕生であった。彼は、6カ月の胎児にも拘わらず、9カ月の胎児のように、信じられないほどの鋭敏な感受性で危険を察知し、羊膜を突き破り、母の子宮から逃げ出したのであった。不思議にも、彼の体重は2800グラムであり、通常の6カ月の胎児であれば生き延びることが出来ないにも拘わらず、何ら特別な処置もなく、自然に生き延びることが出来たのであった。

その時、何が起こったのかをまったく知らなかった祖父だけが、男児の誕生を歓迎したのである。祖父は、日本の伝統的な薬の訪問販売である「置き薬」の商いを行っていたので、長男である彼に、これを継がせようと考え、継いでくれると確信していたのである。

富山家には、代々引き継がれた名前があったが、祖父は、6男であり、本家から他所へ出されるという意味で、〝與三次郎《よそじろう》〟と、命名されていた。そのため、祖父には、どうしても本家においてのみ許されていた〝右衛門〟と付けた名前を与えることが願いであったようだ。こうして、彼には、長男を意味する〝太郎〟と、本家に代々伝わる〝右衛門〟を付けて〝太郎右衛門〟と命名することに決めていたようである。何しろ〝右衛門〟は、男爵あるいは、公爵と同じような爵位を意味していたのである。祖父としては、如何なる事態になっても、本家の嫡男としての〝太郎右衛門〟と名付けることが、積年の願いであったようだ。

しかし、彼の誕生の数日後、彼の父は、彼の耳の父と同じ場所に、遺伝的なホクロがあることを発見した。その時より急変したかのように、父は自分の子供であると確信したのである。以来、父は、突然、彼の名付けを真剣に考えるようになり、「長男の名前を付けるのに、父としての命をかける」「薬問屋の長男の名前より、いっその事、医者になる名前か、詩人になるべき名前にする」と言い出し、「雅生」となった。

勿論、祖父が反対するのは明らかであった。出生届までの2週間、父と祖父のあからさまな戦いが続いたのである。

そして、遂に父は、「私がこの家の主である。私の子の名前を付けるのは主の責任であり、義務である」と、宣言した。祖父に反抗したのは、まさに、生涯に一度のことであろう。祖父は、これを機会に、全ての権限を失ってしまったような気がした。だが、この事件が陰に陽に、父を苦しめることになるなど、誰も予測できなかった。

かくして、彼の名前は、〝富山雅生〟となった。そして、父と祖父は、一言たりとも、口をきくことはなくなった。

「何で生まれてきたのよ⁉」

もとより、母は、家業を継ぐべき子供を出産するだけのために父と結婚したので、祖父と父との間の軋轢に挟まれ続けたのは、言うまでもない。それにもまして、母と祖父の間は、誰も分け入る隙がないほど、深く親密であったため、父に対する風当たりは、さらに強くなっていった。こうして、父の祖父に対する態度は硬化する一方で、両親間でも信じあうことはなくなった。

彼の幼少時の育児・しつけについてさえ、精神科医の助言が必要なくらいであった。終戦後で、食糧事情が悪かったが、母の二つの乳首を噛み切ってしまったのは、彼くらいであった。このように、悲惨な環境で生まれた彼は、重篤な肺結核を患うことになったのである。その時、母の脳裏に浮かんだのは、「このまま死んでくれればいい」であったという。

不思議にも、彼は、彼が奇跡的に生まれてしまった時に、母が大声で叫んだ言葉をよく憶えていた。「何で生まれてきたのよ⁉　お前は、中絶手術で命がなかったはずなのに！」。

「だから、自分は、生まれてくるべきではなかったのかと考えるよ。時には、自分の命を断とうと、何度も試みたくらいだからね。それに、小さい頃から、中絶の話を聞かされて育ったのだよ。しかも、『生きている胎児を子宮の中で細切れにしてから、外に掻き出すのが中絶の現実なのだよ』と、微に入り、細に入り、聞くたびに鮮明になっていってたよ。自分をそのようにするつもりであったかと思うと、思春期過ぎても、母を恨み続けたよ。多分、この気持ちは、生涯消えないと思う」と、彼は言う。

それにも拘わらず、彼は、異常なまでに生きる意志を持っており、生に対する執着は強かった。最も彼を悩ましたのは、3歳年上の姉・栄子の存在であった。同じ家にあって、最高の待遇を受け、勉強においても、運動においても、常に学年ではトップであった。実際、いつも全ての科目をマスターしていた。これとはまったく反対に、彼は、まったく努力しないため、常に勉強では最下位。いつも遊んでいるか、自分の好きな物を作っていた。そのため、彼は家の風格にも似合わない、家の恥であると呼ばれていた。

彼が、中学校に入学した時、既に、学校をサボるようになっていた。そのため、不登校児として治療を受けたのである。そのことは、さらに、彼の評判を悪くした。それから、彼は、3年生になった時に、信じられないようだが、突然クラスでトップの成績になったのである。「何にも努力なんてしなかったけど」と、彼は言うが。

彼の姉は、努力に努力を重ねて、クラスでトップの成績をとっていたのに。状況は一変して、彼と姉との関係は、悪くなる一方であった。遂には、彼は、一切の成績を誰にも知らせないようにすることを決めながらも、陰で、同じパターンで、努力に努力を重ねて行った。

たとえるなら、彼の姉栄子は、3歳の時から、父の厳しいヴァイオリンのレッスンを受け続けていたが、進歩することなく、16歳を契機に、まったくヴァイオリンに手を触れることもなくなった。一方で、彼は、誰にも習うこともなく、どんな楽器をもこなすようになっていた。遂に彼は、ほとんどの楽器をマスターしただけではなく、指揮法までマスターしてしまった。

彼は、素早く、深く学ぶ方で、これに対して、彼の姉は、ゆっくりと堅実に習得する性格であった。彼の、このような現実を見た時、負けず嫌いの姉は、父の大事にしていたドイツ製のヴァイオリンを窓の外に投げ捨ててしまった。

いずれにせよ、彼は、学校にも行かず、あるバンドのリーダーをしていたにも拘わらず、クラスでは、常にトップの座を得ていた。それでも、彼は、「自分は、クラスでは最下位である」と、両親に伝えていたため、姉のプライドは、かろうじて保たれていた。そして、勉強に勉強を重ねた姉は、最高点で大学に入学した。

彼の姉が大学3年生の時、父は胃癌で倒れ、そのまま他界した。父の他界は、即ち、家の収入がなくなることを意味し、彼は、家計を維持するため、姉の大学生活を続けさせるために、働きに出ることになった。

父の死で医学の道へ

父が癌でこの世を去る姿を見ながら、「これだけ苦しい、悲惨な病気があるのか」と感じた彼は、この世から癌というものを一掃するために医者になろうと考えた。

父は、病気でベッドの上に寝ながらも、一度たりとも文句を言ったことがなく、耐え難い痛みをこらえ、苦情さえ言わなかった。父は、常に病院職員の指図のままに従い、誰にも迷惑をかけることはなかった。受身であり、存在さえわからなかったように見られていた。

しかし、ある日彼は、父の唇が切れているのに気がついた。耐え難い痛みをこらえるために、唇を噛みしめ、遂には、噛み切ってしまったためであることは、すぐにわかった。鎮痛剤である麻薬を注射されると、気が変になることを知った父は、これだけは拒否し、唇を噛みしめて、苦痛に耐えていたのであった。

父と彼とは、まったく異なっていた。ストイックなまでの男らしさをもって生きてきた、父の忘れることのできない姿であった。

少年とも言える彼にさえわかったのに、なぜ、主治医や看護師たちが、父の苦痛を理解できなかったのか。なぜ、一人として、スタッフが父の顔を見なかったのか。なぜ、スタッフたちが父の噛み切られた唇を治療できなかったのか。彼には、大きな疑問として残ったのである。そして、彼の心には、怒りと失望感がこみあげてきて、大声でスタッフに怒鳴りつけたのである。

この時彼は、このような悲惨な医療状況を改善するために、医師になろうと誓ったのであった。また、彼は、病に苦しむ全ての人たちのためにも働こうと決心したのであった。「病を診て人を見ず」「心と身体は一つである」と感じたのである。これが結果的に、心身医学的医療を目指すことになったのである。

〝貧乏な〟医学生

多くの人たちは、全てのことは、お金のあるなしによって決まると思うかもしれない。しかし、彼、雅生についていえば、そうではない。彼は、学生時代には常に貧乏であったが、自分のことを貧乏であると感じたことがなかった。彼は、事実、貧乏という言葉や状況を感じたことがなかった。

彼は、ある日、登校するためにバスに乗り込んだが、目的地までのバス賃が足りないことに気づき、そのまま降りたことがあった。バスに乗れなかったので、歩いて登校したという。それでも彼は、貧乏であるとは感じなかったし、裕福ではないことに悲観したこともなかった。

医学部の学生のほとんどは、他の学部の学生たちより裕福であった。彼が思い起こすに、医学部のキャンパスの近くに、医学部の学生しか利用しないレストランがあったという。多くの同級生は、そこで昼食や夕食をとっていた。勿論、彼がいつも買うパンの6倍から7倍の値段であったから、そのレストランへ入ったことがなかった。彼は、いつもパンを買って、公園のベンチで昼食をとっていた。そのため、彼は、一人で過ごすことが多く、実際には、寂しさを感じたこともあったという。

大学へ入学して以来、彼は、教養部の頃より、次から次へといろいろな研究室を訪れ始めた。その頃から、彼の興味をそそる研究課題を探しあてるためであった。教養部を終えた時には、「組織病理学研究所」に世話になることに決めていた。そこでは、昼夜なく、仕事が終わるまでいなければならなかった。以来、彼の日常生活のほとんどは、その研究室で過ごすことになり、実際、寮に居る時間よりも、比べものにならないくらい長時間になった。

最初、彼の与えられた仕事は、先輩たちのいろいろな研究の補助であった。時々は、そのような仕事をまったく行わずに、12時間以上もの間、顕微鏡を覗き続け、悪性腫瘍の細胞を探し続けることもあった。また、時には、真夜中に亡くなられた患者の病理解剖の手伝いを行うために電話で起こされ、取り出された各臓器の大きさや重量を計測し、写真を撮る作業を行ったりした。このような作業は、おおむね次の朝まで続くのが常であった。そして、これまでの仕事が評価され、組織病理学研究室の肝臓専門の研究助手として留まることを許されたのであった。実のところ、彼は、既にその研究室に住み込んでおり、3食とも世話になっていた。夜中の、死亡直後の病理解剖の後には、必ず執刀医の先輩は、彼を飲みにつれて行ってくれていた。飲みながら、いつもセックスの話題が出て、彼は、そこでセックスの仕方などを学んでいた。

先輩の助手を務めるためには、彼は、他の学生とは比較にならないほど学ばなければならなかった。これが功を奏して、彼は、病理学に限って、クラスでトップになってしまった。幸運であったのは、彼は、食事、住居はもとより、学習に関しても一切のお金が要らなかったことである。

この時点で彼が、「C型ウイルスによる肝臓癌の治療法」を発見するとは、誰も推測さえ出来なかった。

入学試験期間は、一切の学生は、学内立ち入り禁止であった。そのため、彼は、ナイトクラブで、ピアノや他の楽器演奏のアルバイトをして過ごさなければならなかった。

ある日、彼は、ストリップショーのピアノ伴奏を指示された。ショーの最初のところでは、ダンサーとピアノは、うまく進んでいた。彼は、身近で若い女性の裸体を見るのは初めてであったのであるが、彼の弾くピアノはダンサーを盛り上げていた。その時は、まだ、上半身しか脱いでいなかったためであろう。しかし、不運にも、ダンサーがクライマックスに入った時である。彼は、鍵盤から目を離し、見上げたのである。その時、彼の眼から数センチのところにダンサーのお尻と割れ目があった。彼にとっては、生まれて初めて目にする刺激的な光景であった。余りのショックで、一瞬、彼の手はピアノから離れてしまった。クライマックスを失敗にしてしまったため、ダンサーは、「ピアノを代えてよ！」と、マネージャーを怒鳴ったのである。エンディングの盛り上がりはなく、彼は、その場でクビになってしまった。

月6万円以上の収入のあるアルバイトを失うのは、実に残念であった。その当時の学生の生活費は、平均1万5千円ほどの時代であったので、豪遊の夢が一瞬のうちに消え去ってしまった。

結局、彼は、どさ回り歌手の「歌伴（歌の伴奏）」バンドの、月3千円のアルバイトに就かざるを得なかった――ナイトクラブのピアノ弾きとは、大きな違いとなった。しかも、この仕事は、多くの楽器をこなせる人ほど有利で、安定した収入を得ることが出来た。弾く人が足りない楽器を受け持つからである。彼は、致し方なく、チェコスロバキア製のテナーサキソフォンを買ったのである。なぜなら、日本製の最も安い楽器より、さらに安く手に入ったからである。しかし、弾きにくいことこの上なく、それでも彼は、その楽器を弾きこなしていた。

同じ頃、数人の級友たちは、遊びやギャンブルのためにアルバイトをしていたが、ほとんどの学生は、十分な仕送りを受けていたため、アルバイトを行うなど考えもしなかったようだ。一切の仕送りを受けていなかったのは、彼一人であった。それどころか、彼は、反対に母に仕送りをしていたくらいである。彼は、貧乏どころか、奨学金の貸与を受けていたことと学費免除であったため、まったく生活に困ることはなかった。彼は、安い学生食堂で食事をとることが多く、加えて、バンド収入があったため、十分、ゆとりある生活をしていたと感じている。

検診医のバイト

さらに、当時、幸運な法律があった。企業の検診制度である。彼も、検診医の代診として参加していた。彼の検診に出かける会社の従業員は、全て若い女性たちであった。彼女たちは、彼が若くて経験が短いと見るや否や、次から次へと作業服、下着を一斉に脱ぎ出し、胸の診察を求めたのであった。若き彼は、顔面真っ赤になりながら平静を保とうと試みたのだが、聴診を行っても、高鳴る自分の心臓の音が聞こえるだけで、彼女らの心臓の音を聴くゆとりさえなかった。彼女らは、彼の狼狽ぶりを見て楽しみ、彼をあたかも、マスコットのように扱っていた。どうも、単調な寮生活と仕事の繰り返しであった彼女らにとっては、思いがけないレクレーションとなっていたようだ。

彼は、このような状況を通り抜ける自信がなかったが、いずれにしても、最も高いアルバイト料金であったため、検診を行い続けていた。既に訪れた会社や企業は、数十社になっていた。

ところが、彼は、彼女らの胸の聴診を行ってはいたが、心臓の音においても、肺の呼吸音においても、まったく異常音と正常音の区別さえも出来なくなり始めていた。心臓の収縮期雑音や拡張期雑音、弁膜症か先天的心臓病かの区別もわからなくなっていた。しかし、慣れるにつれ胸部の聴診や打診では、ようやく自信が持てるくらいになっていった。勿論、月に6万円のアルバイト料は魅力的であったので、辞めるなど考えもしなかった。

しかし、人生、良いことばかりではない。アルバイトを行っている間は、登校していなかったのは言うまでもない。行えなかった実習を、通常の実習時間終了後に追加実習として受けなければならなかった。サボったための追加実習であるため、通常の実習のように、容易には教官からのOKが出なかったのは当然である。夕方6時から夜中の11時まで、何度も何度も繰り返し、同じ実習を行わなければならなかった。

しかし、幸運なるかな、聴診や打診に関しては、いとも簡単にOK評価をもらったのである。つまり、アルバイトの経験が、十分、役に立っていたのである。

だが、彼の行わなければならなかったのは、学生としての実習だけではなかった。彼に、住み家を与えている組織病理学研究所の仕事もあったのだ。顕微鏡での、組織の検証とレポート書きである。ある時、消化器科の医師から先輩の組織学的意見を聞きたいと、何度も何度も催促があったため、早急に10枚のプレパラートの検証をする必要があった。そのため、彼は、徹夜での検証を行わざるを得なかった。当時の顕微鏡は、自分の目で確認し、その所見は、色鉛筆で描くのが一般的であった。今日では比較的、誰でも入手できるカメラ付きの顕微鏡は、あまりにも高価であったため、国立大学の全ての研究室を合わせても、ほんの数台しかなかったためである。

通常、一度の顕微鏡検査では、約１００枚のプレパラートをすべて検証し、異常の疑われる個所の所見や確実な異常所見を色鉛筆で描くのが一般的であった。その絵を見て、研究所の医師が病理学的な診断を下し、即刻、その所見は、臨床医に伝えられていた。

このように、家賃のいらない生活を続ける彼は、常にアルバイトを行っていた。実際、彼は、組織病理学を学ぶために、研究室の正規研究員となることさえ望んでいた。だが、大きな問題は、組織病理学の研究員になると、母との約束の仕送りが出来ないという現実が待っていた。

こうして考えついたのが、死んだ人たちの状況を組織病理学研究室で少し学んだのだから、今度は、生きている人たちの心について学んでみようということであった。

安保闘争の時代

このような生活を満喫しながらも、彼は、常に世の中の理不尽さに疑問を持っていた。そのため、大学内の「社会科学研究会」で勉強をすることになった。しかし、この研究会は、所謂、表向きの看板であり、実のところは学生運動の拠点であった。これを初めて知ったのは、デモ行進への参加を誘われてからであった。

一度、デモに参加すれば、彼の性格からして徹底して運動に参加することになるだろう。こうして彼は、遂に大学自治会の委員長にまで選ばれていた。大学自治会と言えば、その全国組織は、「全日本学生自治会総連合」であり、これを略すと「全学連」となる。そして彼は、全国大会では、中央委員にまで推薦されてしまっていた。

今日では、既に死語となっている「全学連」ではあったが、当時は、労働者・学生を含め、「世界民衆と連帯して世の中の理不尽さをなくそう！」と、命をかけて闘っていた。彼も例外ではなく、デモとなれば先頭に立って突進していった。

最初の頃は、世論に気配りしていた官憲も、デモ隊がエスカレートするにつれ、本気でぶつかって来るようになっていった。相手は、心身強豪の機動隊であったため、デモなどは、ひとたまりもなく、彼のような虚弱児は、警棒で殴られ、意識不明のまま留置所に入れられ、「死んだのではないか」と疑われ路上に放り出されていた。

翌朝の新聞には、「意識不明の学生が道路に横たわっていたので、警察官に、病院へ運んだ方がいいのではないですかと尋ねたが、まったく無視して放りっぱなしして行ってしまった。警察は、人の命を何と考えているのか」と、強烈な警察批判の記事が出ていた。幸いなるかな、彼にとっては、前科にならなくて済んだのであった。

しかし、現実の彼は、大学では、今日でもあるように、「ねじれ自治会」であったため、ほとんど改革などには無縁になっていた。

そのうち、官憲の力は、遠慮なく発揮され、労働者や学生などは、一瞬のうちに排除され、怪我人の続出となり、１９７０年を境に学生運動に参加していた学生たちは、ほとんどが虚無主義になっていったのであった。

そんな中でも、彼には、医学・医療での改革を求めるエネルギーが充満しており、力を元の方向に戻すことになった。

医学部は卒業したが、こんな時代に彼を容易に受け入れる教室は、稀であった。唯一、リエゾン（注）精神医学を習った心療内科からの誘いがあっただけで、しかも、あくまで条件付きの誘いであった。「血液内科を十分に研修した上で、心療内科に進むことを許す」というものであった。毎日、毎日、熱心に医局への勧誘があったのだが、妙な正義感を持つ彼は、「他の学生運動を行った同輩が、いずれの医局でも断られているのに、自分だけが一人、ノウノウと入局するわけにはいかない」と、これを断り、東海地方へ行くことを決心したのである。

こうして彼は、Ｇ大学、Ｎ大学そしてＭ大学と入局の打診に出かけた。Ｇ大学の精神科では、まったくの門前払いを受け、ようやくＮ大学精神科教室で、夕食を頂戴するほどの歓迎を受けたのである。食べ物には、めっきり弱い彼は、即刻、Ｎ大学精神医学教室への入局を申し込んだのであった。

（注　リエゾン精神医学とは、心身医学の見地より、各科を統合して一人の患者を全人的に診るようにする機関。）

カルチャー・ショック

唯一、入局を許された医局ではあったが、そこの教授・助教授は、著名人であり、有名人であり、他にも多くの著名人がいて、学生時代には、「とても容易には近づけない存在である」と思っていた人たちばかりであった。

その名の通り、毎日、通常業務終了後、7時からドイツ語、英語、さらには、フランス語の読書会が、日課としてあった。

さらに、時々訪れる海外からの人たちも、パウライコフ（非定型精神病の大家）、ビンスワンガー（精神病理学・現存在分析の大家）、メダルト・ボス（心身医学の創始者）、テレンバッハ（うつ病の性格発見者）、ドラ・カルフ（箱庭療法考案者）と世界的著名人ばかり。「習わなければ損」と思われる人たちが、次から次へと講演に来訪される大学など、日本中を探してもおそらく、一医局どころか一大学もないだろうと感じられた。

勉強をしようと思えば、いつでも、身近に、世界的な学者がいたのであった。彼の卒業した田舎の大学では、想像もつかないところであった。

大学を去る時に先輩たちから、「羨ましいな。君の行く所の教授や助教授は、世界的に有名な先生で、僕たちなんか近寄るだけでも、緊張のあまり震えて話せなくなるくらいの先生たちに、教えてもらえるんだ」と、羨望の眼をもって見送られたのだが、現実はそれ以上の国際的なところであった。

教授も、助教授も、最初から親しげに話かけてこられ、「君はここで少し勉強をして、来年にでもドイツへ行った方がいいよ。どれだけでも学べるからね」と、隣の家を訪ねるような感覚で、世界を相手にしているようであった。

だが、最初は、勉強に専念するつもりであった彼は、突然、研修医を投げ出し、病院への赴任を申し出たのである。

どうして？　なぜ？　彼は、病院への赴任を申し出たのか。これだけの好環境のなかで、病院での勤務など、もっと後になっても良かったのではないか。勿論、赴任といっても、病院での仕事が終わったら、毎日、必ず大学へ戻っていた。もとより彼は、仕事と勉強を両立させることは、十分慣れていた。

後に、彼がN大学病院精神医学教室で学んだ「精神病理学」と「免疫学」の融合を考案するとは、彼自身も誰も予測さえしなかった（彼は、末期癌の治療に、「精神神経免疫病理学」として、多大なる貢献をすることになる）。

そのような彼が、大学病院での実情を見ている間に、突然、生きる道を変えて行ったのである。

第2章　鉄格子で囲まれた閉鎖病棟

地域の精神病院への赴任

彼は、初めての赴任先である病院に到着した。その時の出で立ちは、作りたての真っ赤なライダースーツを着て、サイドカー付のＢＭＷのオートバイに、引っ越しの荷物を載せての到着であった。

彼に対する歓迎ぶりは、信じられないくらいだった。多くの患者と病院スタッフが、サイドカーをめがけて走り寄って来た。まさに、一瞬の出来事のように感じられた。彼は、勇ましい新入の医師として、穏やかに、雄々しく振る舞っていた。

だが実際には、彼らは、奇妙なピエロのような姿をした〝見せ者〟を見物に来ただけであった。外見だけは、歓迎の意を表していたのであったが。勿論、そのような現実を知ったのは、かなり後のことである。

当時の日本では、精神病院で働く人たちは、絶対に自らの感情を露《あらわ》にすることはなかったし、どんなことに対しても、感情的にはならなかった。彼らは、驚くこともなく、どんなことにも感じ入ることはなかった。彼らは、あたかも蝋人形のように表情もなく、事実、決して彼のその病院への赴任を歓迎していたわけではなかった。ただ、何も知らない鉄格子の中の患者たちだけが、小さな期待を持って歓迎していたのである。

病院の玄関に入るや否や、彼は、穏やかに、しかし、冷やかに院長室へ行くように命令された。34歳の若い院長は、オフィスで彼の到着を待っていた。そして、彼が一礼して、院長室のソファに座るや否や、まったく無表情に、院長からの尋問が始まったのである。

〝歓迎の言葉〟は、「君は、K大学時代に極左の学生運動のメンバーであったと聞くが、確かかね？」であった。

「はい、少しだけ加わっていました」

「ウソを言うな！　君は、その運動グループの代表であったということを知っている！」

「いいえ、私は、学生自治会の代表であっただけです」

「そうではない。そんなことを君に聞いているのではない。そのグループの指導的な立場であったかどうかということだ」

「おっしゃるとおりです。しかし、私は、既にそのグループからは離れています」

「本当かね？」

「はい、確かに離れています」

彼は、一瞬、院長の次から次への詰問が終わったものと安堵した。しかしさらに、院長の質問は続いた。

「なぜ、この病院に来たのか、理由を知りたい。君は、ここから遠く離れたところで研修をしてきたことは、十分に把握している」

彼は、「最初は、N大学の精神科で、長期にわたって教室員として勉強しようと思っていたのですが、余りにも、奇妙なことばかり問題にされているので、うんざりして、こちらへの赴任を希望したのです」と答えた。

「その事件のことは知っている。ともあれ私が知りたいのは、君はどれだけの間、この病院で働く気で来たのかということだが」

「すぐにはお答えできませんが、特に、期間を区切ってこちらを希望したわけではありませんので、可能な限り、こちらで働きたいと思っています」

「よし、わかった」

と、院長は、小さな声で答えた。

院長からの赴任早々の質問の意図は、彼がこの病院に長く勤務し、何らかの計画を持っているのか、あるいは、ただの流れ医者のような、通りすがりの勤務を行うかの確認であった。そして、院長による尋問が終わり、昼食に行こうと誘われた時、彼は、お腹がすいていたのでたまらないほど嬉しかった。

病院の全ての医師を伴い、街の小さな、しかも貧相なレストランへに誘われた。歓迎されていないとは感じなかったが、この招待は見せかけの招待であるだけに、彼はどういう扱いを受けるのであろうかと不安になってきた。しかし、彼は、そのような状況にはこだわらずに、仕事に頑張ってみようと決心した。

病棟では、80人の患者の担当を命じられ、同時に、病棟の鉄扉のカギを与えられた。院長は、彼を自由に泳がせる方針を取ったようで、「君は、どのような治療法であっても、どのような方法であっても、好きに行動しなさい。今日からは、君の行動には一切干渉しないから。しかし、君の行動には、君が全責任を取ることを忘れないよう」と、伝えられた。

無表情の患者たち

病棟での患者を受け持った当初は、きわめて一般的なマンツーマン形態の面接方式の治療を行い始めた。しかし、少し経つと彼は、このような方法ではこの患者たちには、何の役にも立たないこと――芸術療法であろうが、精神分析であろうが、行動療法であろうが――に気づいた。というのは、ほとんど全ての患者たちは、10年以上もの間、拘束された狭い病棟に生活していたのである。

彼らの生活は、厳格な日課が決められていた。起床、朝食をとる、病棟の中を歩く、昼食をとる、病棟の中を歩く、夕食をとる、テレビを視る、就寝――。病棟での毎日は、いつもまったく同じであった。彼らは、病棟を離れることも許されなかったし、まして、病院を離れることなど許されなかった。

彼は、患者たちにいろいろな治療法を試みたが、これらの治療法は、まったく効果がなかった。彼らの心は、病棟という閉鎖された社会の中では、そう簡単には反応を示さなかったということになる。ほとんどの患者たちは、10年あるいはそれ以上もの間、この閉鎖された社会で生活してきたのだ。その中で、最近入院してきたのは、わずか数人だけであった。全ての患者たちにとって、毎日、同じところで時間を過ごし、同じことをするのが当たり前となっていた。彼らは、めったに気持ちや感情を表すことはなかった。常に、みんな同じ表情であった。彼らが怒りを露にするのは、ただ一つ、食べ物を受け取れなかった時だけだ。

どんな時でも、病棟の患者たちは、絶対に病棟外の決められた日課に対して、興味を持ったり、加わったりすることは許されてこなかった。彼らは、愛を感じたり、何かに興味を持つことさえ知らなかった。彼らは、異性に対して、愛を感じたこともなかった。なぜなら、彼らには、孤独であることが強要されていたからである。

端的に言うなら、「患者という存在」は、「人間である」と感じてはならなかったのだ。もし、それを知っていたとしても、彼らは、「人間とはどんな存在か」ということを、忘れ去るほどになっていた。しかし、幸運なことに、彼は、患者たちがちゃんと思い出すことが出来ることを発見したのである。

外出してはしゃぐ患者たち

ある日、彼は、「外へ行こうよ」と彼らに呼びかけた。この声を聞くや否や、躊躇することなく、全ての患者たちが応じた。患者たちは、足音も聞こえないくらい静かに、彼の後について、病棟の外へ出ていったのであった。患者たちと彼は、主任看護師が院長のところに「何が起こったか」を伝えに走るよりも、急ぐことなくゆっくりと外へ出ていった。

主任看護師は、息を切らして院長に「あのバカな若い医者が、ほとんどの患者を外に連れ出しました！　あの患者たちが、誰かに危害を加えたらどうしたらいいのかわかっていますか？　院長は、あのバカげた、どうしようもない行動に責任があるのです。病棟は、常に閉鎖されていなければならない。どの患者も、ここから外へ出ることは、許されていない。院長は、責任者として、すぐに警察に通報してください！　あの医者は、狂っています！　彼の奇怪な行動に、厳しい罰を与えなければならない」と、矢継ぎ早に告げたのである。

院長は、主任看護師の訴えを全て聞き、そのうち笑い始めた。「あの若い医者を自由にしてみませんか」と話し始め、「もし、何らかの事故があったら、彼はすぐに私に報告すると思いますよ。ここに座って、少し静かに見ていましょうよ」と、主任看護師をなだめるように言った。

その頃、患者たちと彼は、病院から近くの砂浜に行って、子供のようにはしゃぎ回っていた。

しかし、わずか30分も経たないうちに、彼らは、突然、落ち着かなくなってきた。それもそのはず、彼らは、長年、狭い病棟から外へは一歩たりと出たことがなかったからだ。突然出現した、余りにも新しい世界・環境で、何をしたらいいのかわからなくなっていたのである。患者の多くは、

「ベッドへ帰ろうよ」

「眩《まぶ》しくて仕方がない」

「広すぎるよ」

「海がこんな近くにあるなんて、波が怖いよ」

「行き着くところがないよ」

「病院に戻ろうよ」

と、口々に、戸惑いの気持ちを表し始めた。ただ、病院の外に出るという、一般人では考えられないほどの、突然の周囲の変化に戸惑い、ついていけないほど彼らの閉鎖された生活は長かった。

彼が再び大きな声で、「部屋へ戻ろうか！」と呼びかけるや、患者たちは、すぐに病院に向け

て歩き出した。彼らの表情には、初めて見る笑顔があった。その笑顔をお互いに見合いながら、病院へと歩いて行った。全ての患者は病院へ戻り、「脱走」は勿論、一切のアクシデントは見られなかった。というのは、病院の外へ出たことそのものが彼らにとっては、生涯経験できないほどの、大きなアクシデントであったからであろう。

一旦、全員が病院へ戻り、患者たちが静かに部屋へ入ろうとしたところ、信じられない出来事が起こった。全ての患者が病院へ戻ったにもかかわらず、病棟職員は、5回も患者の数を数えなおした。しかも、彼の前で冷やかに数え続けた。

次の瞬間、彼は、職員たちの強迫的とも思える行動の理由が了解出来た。前任の院長時代においては、一人でも患者がいなくなった時には、病棟医も含め、全スタッフは、極端な減給処分として罰せられていたということだ。このようなことが繰り返されるうちに、職員は、刑務所のような「看守意識」を持つようになっていたのである。

（注　当初、患者が病院を離れるのを「脱走」と言われ、障害者の人権重視と閉鎖病棟の減少に伴い、「無断離院」と表現されるようになった。）

彼ら職員たちには、全員の患者が戻ったことを確認した時、内心、深い安堵の気持ちが伺われた。職員たちにとっては、一切の監視員もなく、ただの一人たりとも離院することもなく、しかも、みんな笑みを浮かべて帰って来たのは、奇跡が起きたとしか考えようがなかった。この病棟で働く全ての職員は、まさか、患者全員が病院へ戻ってくるなど、思いもつかなかった。以降、職員間では、噂と憶測が飛び交ったのである。

「患者は、いつでも逃げることが出来たのに、なぜ戻ってきたのであろう……この若い医者は、狂っている！　あれは危険人物じゃないか？……自分たちは、何年もの間、この病院をガードしてきたのに、一瞬のうちに生意気な若造の医者に、自分たちの全仕事を無視されたのだ。何が起きるやら、何をされるやら」

彼は、この後、いつものように、次から次へとマンツーマンの精神療法に取りかかった。全ての面談が終わった時、患者たちは、自然な表情で「今度、いつ外へ行けるのですか？」と、尋ねてきた。

彼は、「勿論、近いうちにね」と答えたが、内心、いつたしなめられるのかとおびえていた。それ以来、「いつ叱られるのだろうか。どんな罰則を与えられるのだろうか」ということばかりが頭をよぎっていた。しかし、少しの間は、院長も副院長も、何もなかったように話しかけてきていた。

「お百姓さんの手伝いをしよう!」

そのうち、彼は、患者を外へ連れ出すのを日課にしてしまっていた。患者たちは、回を重ねるごとに、より表情豊かになり、より活気が出てきて、感情を表さず、外へも出ることが出来ないままの陰鬱な生活をしてきた時とまったく異なり、生き生きとしてきた。

最初の頃は、彼は、近くの砂浜や公園に連れ立っていたが、両方とも病院からは、余りにも近かったため、患者たちは、外での生活を楽しんではいたが、「もっと遠くには何があるのだろう」と、言い出す患者が出てきた。そして、「病院から離れて、もっと遠くへいきたいな」と、訴えてきた。

そんなある日、一人の患者が、「お百姓さんたちの手助けをしようや。先生、いいだろうか?」と、質問してきた。彼は、「もし、みんながお百姓さんのお手伝いをやりたいのであったら、まず、お百姓さんに聞いてみたらどうですか」と、答えた。

ところが、このお百姓さんは、「助かるね。こんな広い畑だから、スイカの収穫が夜まで終わらないかと諦めていたのだが」と言ってくれた。彼は、「邪魔になるようでしたら、どんどん言ってください」と、頼んだ。

「本当にありがとう。これ、少ないけど取っておくれ。甘いかどうかわからないけど」と、お百姓さんの返事が返ってくるや、全ての患者たちは飛び上がって喜び、せっせと手伝い始めたのであった。

彼は一緒に手伝いながら、患者たちが「何と熱心に働いているのだろう。何と一生懸命働いているのだろう」と、感心してしまった。

そうこうしているうちに、病院の夕食時間が近づいてきた。勿論、彼は、夕食の時間に間に合わせるために、患者たちを連れ帰るべきであると知っていた。しかし、彼らは、余りにも幸せそうに手伝いをしていたため、むりやり止めさせて病院へ引っ張っていく気にはなれなかった。そこで彼は、夕食の時間に遅れても、手伝いの仕事が終わるまで待つことにした。彼らはすでに、大量のスイカを貰っていたのである。

仕事が終わるや、持ちきれないほどのスイカを抱え、みんな病院へ向かって急いで戻り、「申し訳ありません。夕食の時間に遅れてしまって」と、職員たちに詫びた。実のところ、常々、彼は、「午後4時から夕食というのは、余りにも早すぎる。この4時からという時間を遅らせなければいけない」と、思っていたため、よく聞こえよがしに言っていた。

勿論、彼一人では、どんな許可も出ないであろうことも知っていた。そのため、然るべき夕食の時間にするよう、院長に申し出るタイミングを待っていた。

そのうちに、ほとんど毎日のように患者は彼に、「今日は、何処へ行こうか？　長い旅にでも行こうよ」と、言い始めた。そんな時、主任看護師から私に、「先生！ 院長から私に、しかも個人的に、あれこれ患者について話すことがあるから、すぐに院長室に来るように言われました」と、告げてきた。

無用な拘束禁止を命令

彼は、瞬時に「自分はきつく叱られるだろう」と思った。主任看護師が、彼を院長室に引きずり出す時が来たのだ。そして、その看護師は、「院長は、この医師にちゃんとした懲戒をしなければなりません。これ以上、彼の行動には我慢が出来ません。他の職員たちも同じです。もし、院長がこの医師を咎めないのでしたら、私の方が辞表を出します」と言い始め、連綿とこれまで彼が犯した「悪辣非道な行動」を述べ立てたのであった。

院長は、不愉快そうに黙って主任看護師の訴えを聞いていた。そして、彼の方に目を向け、静かに話し始めた。

「率直に言うと、君がここへ来た時は、ここの勤務状況に耐えられないで、短期間でこの病院を逃げ出すと思っていたんだ。私にとっては、大きな喜びなんだ。君はここに留まり、このような困難なことに挑戦してくれた。しかも、病院の患者の利益だけを考えるという、大きな危険まで冒して成し遂げたことは、喜んでも喜び足りないくらいだよ。君こそ、患者のための、真の医者だよ。だから私は、出来る限りの援助をするつもりでいるからな。私は、君のような医者が来るのを長い間、待っていたんだよ。君の思いどおりにしなさい！」

一瞬、院長の言葉が途切れた時、かの主任看護師は、院長を詰問する側に回った。「何と言うことですか。それはどういう意味でしょうか？　院長は、自分の言っていることをわかっているのですか？　院長は、ただ、この医師の行動を許しただけではなく、彼を援助しようということですか。院長は、彼の狂気の沙汰に感染してしまったのですか」。

40歳近くの主任看護師は、若干34歳の上司である院長に、さらに、まくし立て続けたのであった。しかしながら、院長は、びくともしなかった。そして、主任看護師に、

「あなたは、この病院の患者全てが、10年以上もの長い間、1日中閉じ込められていることに対して、疑問を持ったことはないのかね？　しかも、彼ら患者たちは、人間なんだよ。こんな状況をあなたは、当たり前として受け止めてきたのかね。私は、そうは思わないのだがね。ただ、ここにいる若い医師だけが、患者と同じ目線で付き合っているんだ」

と、さらに語調を強めて言った。

主任看護師は、動揺もしないで、「勿論、ここの患者たちは、病院の中で生活するのが当たり前でしょう。彼らは、狂っているんですよ。そこのところをよく覚えておいてください。どんな危険な行動に走るかわからない患者たちを、方々に連れて行くことを心配しているのは、私だけ

ですか」と、訴え続けたのであった。

院長は、彼女に再び問いかけた。「どのような危険なことを、どの患者が起こしたと言うのかね。あなたは、危険な行動を見たことのある証人かね」。

主任看護師は、答えることが出来なかった。そして、ついに院長は、彼女に言ったのである。

「本日より、患者に無用な拘束を与えることを一切禁止する。これが、あなたと全職員への命令である」。

彼は、院長と主任看護師の逆転劇を興味深く聞いていた。その結果、有頂天にもなりそうであったが、必死にこらえたという。

彼は、病院の患者たちが、開放されたより自由な生活を送るべきであると気づいたのである。また、病院そのものが新しい空間となるべきであり、それでこそ近い将来、新しい治療が出来るであろうと感じていた。

若き精神科医のもがき

彼が病院へ赴任した時から、混乱の連続であった。彼が患者たちを病院の外で過ごせるように試みた時には、他の職員は、こぞって院内に留め置こうと必死になった。

彼が赴任する前は、職員の最重要業務の一つは、患者が「脱走」しないようにするための監視であった。彼が患者を外の世界に連れ出し始めた時は、職員は、毎回、毎回、４００人もの患者の人数の確認をしなければならなくなった。職員たちが遠出の時に一緒についていれば、そのような確認作業を何度も何度もしなくても良かったのだが、彼らは、絶対に同伴しなかった。彼らは、患者の上に君臨することだけを考え、彼の行動には、一切従うことはなかった。しかし、次第に職員の方が威厳を失っていった。

ある日彼は、患者たちに向かって、突然、「ただ、出かけているだけなんて飽きてこないか？今日はコーヒーでも飲みに、院内のコーヒーショップへ行こうよ」と、言い出した。これを聞いたほとんどの患者は、驚きを隠せなかった。患者たちは、コーヒーを飲みに行った経験がなかったからである。

「コーヒーって、どんな飲み物ですか？」と、彼に質問し始めた。「テレビでは、甘くて香ばしい飲み物のように見えるけど」と、ためらいがちに聞いてきた。「本当にコーヒーなんてものを飲めるのかしら？」と、疑わしそうでもあった。

彼は、しっかりとした口調で、「確実に飲めるよ。みんな一緒にコーヒーを飲みに行こうよ」と、答えたのである。

そして、またまた許可なしで、彼は、やかんと二つのインスタントコーヒーの瓶を持ち、患者たちを病院から離れた、まったく使われていなかった職員寮の一室へ案内した。そこで彼は、コーヒーを配り始めた。勿論、コーヒーカップなどあるわけがないので、各々が持ち寄ったお椀やご飯茶わんで飲んだのである。それにも拘わらず、部屋の中はコーヒーの香りで充満し、寮の一室がコーヒーショップに早替わりしたのであった。

それ以来、雨天で外へ出かけられない日は、コーヒーを飲みににわか〝喫茶店〟に、出かけることになった。

その喫茶店に、最初に訪れたのは事務長であった。事務長は、第2次世界大戦中には特別高等警察の一員であったというが、その眼は、しっかりと〝喫茶店〟の状況を査察していくが如くであった。しかし、事務長の許可の出ていない所へは、他には誰一人として訪れなかった。

事務長は、患者たちがこの上もない喜びの表情で、コーヒーを飲んでいる姿を見たあと、「はてさて一体、この状況をどうしたらいいのか。院長は、どう思われますか。むげに禁止するわけにもいきませんね、この状況を見ると。たった1杯のコーヒーで、しかも、インスタントコーヒーで、これほど患者の状態が変わるとは、思いもしなかったのです。院長も一度、ご覧になられたらいかがでしょうか」と、院長に毎日のように議論を持ちかけたようである。

しかし、院長は、「もし、院長の私がそこへ行くということになれば、病院として認めたことになるのです」と、一旦は消極的な返事をしていたようだ。だが、幸運なことに、ほんの一握りの職員が〝喫茶店〟に興味を持ち始め、好感を持って訪れるようになってきた。勿論、大半の職員は、無視し続けるか、あるいは敵意さえもって成り行きを見ていたのだ。

そのような時、彼は、職員の誰かが〝喫茶店〟の手伝いをしてくれないだろうか。あるいは、喜んで患者と一緒に座ってくれないだろうかという思いを抱いていた。こんな状況でも患者たちは、信じられないくらい互いにおしゃべりし、コーヒーを楽しみ、そして、「うーん、何と美味い味なんだ、何といい香りなんだ、このコーヒーは」と、新しい世界を体験していた。

彼は、患者たちが〝喫茶店〟に来た時、彼らは列を作り、順番に1杯ずつ貰うのを待っているのに気がついた。それはまるで、刑務所の服役囚のような光景であった。最初に飲む患者は、刑務所の牢名主《ろうなぬし》のように常に同じであった。

ある日、彼は、このような形式を壊そうと決心し、「今日は、少し違った方法で行こう。どうして男性は、女性にコーヒーを勧めないのだろうか？」と話しかけた。

一人の男性看護師が、どういう風に進んでいくのだろうかと見ていて、その彼は「大将を無視するのは良くないよな。みんな、大将に注文することにしよう。そして、他の人たちは、これに従うことにしよう。もし、君らが彼を無視したら、誰であろうが注文を拒否できるよ。この方法は、順番を無視すると大変危険なことになるからな」と、言い出したのだ。勿論、彼は、この看護師の言うことを無視し、「レディーファーストだよね」と、みんなに向けて言ったのである。そして、2時間以上も、コーヒーだけでのパーティーを楽しみ、病棟へ戻ったのであった。この時彼は、はっきりと患者の中に入り、患者の仲間になることを決意したのであった。

監視と管理が業務！

奇しくも同じ日、主任看護師だけではなく、全ての看護師や他の職員たちが院長室へ、彼らの怒りを訴えに行っていた。彼らは、幼稚というか、大人げないことこの上なく、「私たち職員には、使えるコーヒーポットが一つもないのです。なぜなら、ポットは、汚いことこの上ない患者たちに使われ続けてきたのです。私たちには、新しいコーヒーポットが必要です。患者と同じポットを使うなんて、まっぴらごめんです。患者の使ったポットの中に、どんなバイ菌が入っているか、わかったものじゃありません」と言いたてた。

そして彼らは、激しく彼と彼の行動を非難したのであった。彼らが、その主張を終わろうとするや院長は、彼らに尋ねた。

「君たちは、私たちの患者を汚い、バイ菌を持っていると考えているのだね？」。そして院長は、彼ら職員に「富山君のやり方に対して、絶対、邪魔をしないように。特に、私を感動させたのは、彼は、患者と同じ目線で付き合っているのと、友人として付き合っていることだ！」と言った。

この時職員たちは、ただ、院長の大きな声に驚いただけだった。ほとんどの職員たちは、院長の意図するところを理解できなかった。彼らの業務は、監視と管理以外の何物でもなく、全ての職員たちは、如何に「脱走」と「暴力」を防ぐかということだけしか理解していなかった。彼らにはそれまで、患者は然るべき確かな人権を有し、これを尊重して付き合うべき人間であるとする考え方は許されていなかったのである。

しかし、院長は、一貫して彼のアプローチの仕方を支持し、そしてある日、院長と彼が話した時に、院長は彼の示した方向を援助するだけではなく、共に進もうと言ってくれたのである。

ところで、その病院には、オーナーの兄が入院というより（オーナー一族の名誉を守るため）ほぼ、永久的に病棟生活をする「存在」であった。そのためにオーナーは、院長に対して、「兄をここに置いてもらう代わりに、他の患者が満足する生活を送り、喜ばしい生活を送れるようになるなら、如何なる援助も惜しまない」という密約をしていたようだ。そうして院長は、その患者にとって最も住みやすい病院にするために、莫大な報酬を得ていたようだ。

だが、院長は、旧態依然とした精神病院のスタイルしか知らなかった。そのため、なかなか住みよい病院にすることができなかった。ちょうどそのような時に、タイミングよく赴任してきたのが彼であった。

院長は、好機到来とばかり彼に言った。「君が初めてこの病院に赴任してきた時、私は、君の姿を見て、君がこの病院を大きく変えるだろうという確信を持っていた。しかし、その『変える』というのは、きわめて建設的な仕事に向かうのか、あるいは、破壊的な行動に出るのか、まったくわからなかった。私は、君がここに留まってくれて、『生きた所』にする道を見つけてくれたのを見て、君と会えたことが実に幸運であったと感じているよ」と。

また、「私は、新しい病院を新しい方法で創造するために、全面的に君を援助することを約束するよ」と、言った。

さらに、「それから、君が来て半年しか経っていないんだよ。雨天の日には、コーヒーパーティーが恒例になってしまっているじゃないか。ある時は、一人の患者が歌いだせば、その歌に他の患者が参加したりして歌いだしたり。そして今度は、みんなが歌いながら、歌に合わせて踊りだしたりして過ごすようになった。みんな、子供の心に戻ったんじゃないかと感じたよ。天気の良い日なんか君たちは、海岸へ向かって走りだしたり、時には、農家の人たちの手伝いまでしたりしていたよな」とも評価した。

これら、彼らの「冒険」のなか、患者たちはノドが渇いていたこともあった。特に、長い時間農家を手伝った時や、猛暑の夏の日などは、彼らの渇きを癒すために彼は、自分のポケットマネーで飲み物を買って来ていた。最初の半年くらいは、患者数も少なかったため、彼のポケットマネーで容易に全員のジュースやアイスクリームを買ってくることが出来ていた。しかし、どんどん多くの患者が、この「冒険」に参加するようになってきたため、彼のポケットマネーで賄うのが困難になり始めていた。

こんな時、今まで他の看護師や職員の行動とは、常に一線を画し変人と呼ばれていた清美という看護師が、彼と患者たちに「私も一緒に外へ行っていいかしら？」と、行動を共にすることを申し出てきた。彼は、即座に「勿論、いいのではないでしょうか、大歓迎ですよ」と答えた。そして、「今度、外へ行く時は、必ず一緒に行きましょうよ」と伝えた。

それ以来、この看護師は、「少しりんごジュースを飲みたいのですが」と言うや、大金を支払って大量のりんごジュースを買って来て飲み始め、残りを他の患者たちに分けてくれた。そして、患者たちや彼が、ジュースを飲んでいる間に話をしていたのであった。

彼は、これには驚いた。おまけに、彼が変に思ったのは、この看護師は同僚たちとは一切話さず、患者たちとだけ話していた。これを機会に、彼も話し相手に選ばれたのだが。

「どうしてあなたは、私を援助してくれるのですか？」と、聞いてみた。しかし彼女は、まったく反応も見せず、すぐにその場を去っていったのであった。

ある日、みんなが、コーヒーパーティーを始めようとしていた時、彼は、院長室に呼ばれた。院長室へ入ると、院長は、「君の患者との付き合い方と、病院作りに感謝しているんだ。……それだけではなく、金銭的にも援助をしようと思っているのだが……」と、言いながら、突然、厳しい表現で「絶対に、他の職員には援助を求めてはいかん！」と、強調したのであった。勿論、彼は、院長のこのような別人のような厳しい表現を見たことがなかったので、驚いてしまった。

しかし彼は、すぐに忘れる性分であったため、そのままいつもの仕事に戻っていった。

気づいたら50年も入院

当初は、興奮するくらいのコーヒーパーティーであったが、時が過ぎる間に患者たちが、同じパターンの生活に徐々に興味を失いかけていくのは、自然の成り行きであった。そこで彼は、病院から遠く離れたところへ、日帰りのバス旅行を願い出た。だが、そのような旅行を計画するには、バスの提供と昼食の準備が必要であった。昼食については、比較的、容易に解決した。みんなで、いつもの昼ご飯をおにぎりにすればよかった。

しかし、バスを使うとなると、院長が気持ち良く同意してくれたとしても、それは職員の送迎用のバスであったため、ほとんどの職員が反対した。「患者の乗ったバスになんかに、汚くて病院の職員が乗れるわけないでしょ！　薄汚れたバイ菌だらけの患者の座ったところへ、職員が座れるわけありませんよ！」と、口々に言うのである。

院長は、このような職員の訴えに、過敏すぎるくらいに反応した。「君たちは、まだこの病院の方針をわかっていないのかね！　まずは、患者のためが一番に来るということを！　我々は、患者のために存在しているということをわかっているのかね！」。

まさに、鶴の一声であった。職員たちは、何も言えず、黙って従わざるを得なかった。

こうして、「素敵な湖畔へ行こう！　あそこだったらそんなに遠くはないはずだから」と、すぐに日帰り旅行計画がまとまった。

10年以上もの間、一人としてバス旅行を経験した患者はいなかったので、彼らは、この上ない旅行を満喫した。その日の昼頃、湖畔についた時、彼らは、嬉しさのあまり大声をあげ、走り回った。ある患者らは歌い、ある患者らは一緒に踊り出し、また他の患者らは、互いに座っておしゃべりを楽しんでいた。

突然、一人の老患者がしゃべり出した。「ワシは、戦争前にここへ来たことがあるよ」。その時老患者は、はや70歳を超えようとしていた。「ワシは、20歳の時に入院して、気がついたら50年も経ってしまっていたのじゃ」。

この老患者は、ここに来て初めて、50年の歳月がたっていたのに気づいたのだ。これを遮るように、もう一人の患者がしゃべり始めた。「オレがもっと若い頃には、ここには何もなかったけど、今はたくさんのお店が出来たし、きれいな道が出来たよな。信じられんよ、何ということなんだ、この変わりようは」。

一人ひとりの患者たちは、過ぎ去った若い頃を想い起すように話し始めていた。彼にとって、この光景は、涙なしでは見ておれなかった。

以来、歳月と共に、あの初めての興奮を感じた場所が――ある患者たちにとっては、甘く想い出される――定着してきた。そのためか、患者たちは、毎回、毎回、同じところをバス旅行に選び、そこでおにぎりを食べ、若かった頃の想い出話を思いきり話したのである。

ある日のバス旅行の時である。突然、彼は、看護師の清美がすすり泣いているのに気がついた。彼女は、これまでの患者たちの話や、患者の現在の置かれている状況に深く同情し、悲痛な気持ちに陥ったようだった。だが、どの患者も、少しも自らの感情を露にすることはなかった。

患者たちは、自らがどのように振る舞っていいのか、既に忘れ去っていたように見える。おそらく彼らは、「自分に深い感情というものが存在している」ということさえ忘れてしまっていたのだ。彼らは、まったく無意味な治療という名の、長い長い精神病院への収容に慣らされてきたのだ。

病棟には、400人を超える患者たちがいたし、バスの定員は、どう見ても30人が限界であったため、彼は、全ての患者を同じところへ案内し、同じ体験をしてもらうために、まったく同じことを10回くらい繰り返した。

患者たちの置かれた環境は、余りにも悲しく、惨めであったため、彼は、その病院に「新しい世界」を創ろうと誓った。

彼は、このバス旅行に関して、院長、副院長、そして主任看護師と繰り返し話し合いをして、バス旅行が「試策」として認められたと思うまで、手を緩めないことが肝要であると感じた。また、バス旅行中に何らかのアクシデントが起こったとしても、全ての責任を彼が取り、場合によっては病院を離れるという決心を表明した。勿論、彼には、病院を離れる気はさらさらなかった。

長い間、病棟に閉じ込められてきた多くの患者を置いて、そのまま自分だけが辞職する気などなかったのである。

初恋を想い起す

ある日、彼が見回りをしていた時、以前会ったことのあるような患者に気がついた。彼女の名前は、教子《のりこ》と言い、いつもは〝のりちゃん〟と呼ばれていた。彼の驚きは想像できないほどであった。まさに、初恋の女性の〝久子〟であり、〝ちゃこ〟と呼んでいた女性と瓜二つであった。〝ちゃこ〟と彼は、あたかも〝さやえんどう〟のような間柄であった。しかし、その二人の恋は、余りにも早く絶望的な結果に終わったのであった。彼と彼女が20歳の時に、お互い初めてのキスを交わした後、二人は、「僕は〝ちゃこ〟と結婚しようという意志は固まっている」。「私だってそうよ。結婚するに決まっているじゃない」と、お互いに将来を約束したのである。〝ちゃこ〟と彼は、中学生の頃からブラスバンドでは先輩と後輩の間であったが、お互い20歳までの間、一度も会ったことがなかった。出会いも突然であったし、それ以来毎日、会わずにはいられなかったという。

しかし、彼らは、突然の悲劇に見舞われた。〝ちゃこ〟の父親が、突然、脳内出血で倒れたという通報が入った。これは彼女は、もう大学を続けることが出来なくなり、実家に帰って家の生計を守るために、働かなければならないことを意味していた。このような時、彼の収入には限界があり、彼女を援助できないため、致し方なく帰省する彼女を見送るしかなかった。彼は、大学進学の条件として、母と姉、祖母への送金が義務づけられていたからである。

もはや彼は、彼女と共に過ごすことが出来なくなり、電話で気持ちを確め合うしかなかった。しかし、電話代も遠距離であれば高くなるため、遂には、電話での連絡も困難になっていた。そんな時、〝ちゃこ〟の母が彼を訪ねて来て、生涯、忘れる事の出来ない言葉を聞いたのである。

「これからは、あなたの生きて行かれる道と娘の道は異なってしまいました。ですから、もう娘とは会わないでください。娘は、いつもあなたのことを思い、心配しています。娘とは別れてやってください。あなたは、これから立派な医者になる人です。しかし、娘は既に小さな会社に入って働いています。あなたは、一生懸命勉強をしなければいけませんし、娘は、一生懸命働かなければなりません。もうあなたと娘とは、住む世界が違っているのです。娘をこれ以上苦しませないでください。お願いします。もう娘とは会わないでください。全ては終わったのですから」

彼は、どうしても〝ちゃこ〟の母の申し出に従うことが出来なかった。そのため、何度も何度も彼女のところへ電話をしたのだが、彼女は、電話には出なかった。彼は、どうしても会いたくて手紙を何度も書いて出したが、やはり、返事はなかった。彼には、彼女の気持ちが十分すぎるくらいにわかってはいたのだが、ある日、彼女から一通の手紙が来た。

「あなたと私は、来世で会えるでしょう。そして、会った時は、絶対に一緒にいましょうね。絶対に離れないで！」

それから20年経った後も、風の便りでは彼女は独身でいるとのことであった。彼女は、いつも「いつか、王子様が私を迎えに来てくれるのよ」と、友達に話しているという。

彼は、医者になった後、何度も何度も〝ちゃこ〟を探し求めて彷徨い歩いた。しかし、入ってきたのは彼女の噂だけで、二度と会うことはなかった。

そんな時、幸と言えば良いのか不幸と言えば良いのか、初めてレジデントとして病棟を訪れた時に、〝のりちゃん〟（教子）がじっーと彼を見ていたのである。一瞬、彼は、「ちゃこがここに居たのか！」と、思ったくらいであった。

瞬時に違うと思ったが、同時に「名前はわからないが、あの子のために何か出来ることがあれば、ここへの赴任を申し出よう」と、決心させたのだ。

勿論、精神科医が、異性の患者と個人的な付き合いをすることは、即ち、医師免許の剥奪、3年間の禁固刑が待っていることは、十分に承知していた。しかし、〝のりちゃん〟への気持ちが、後の病棟改革・病院改革という、新世界創造のエネルギー源となっていたことは、否めない事実であろう。

「宇宙」からの声を聞く〝のりちゃん〟

しかし、彼が〝のりちゃん〟と会うのは、あくまで仕事の一環としてであった。彼の〝のりちゃん〟への気持ちを顧慮することもなく彼女は、「先生、私はねえ、宇宙からの声を聴くことが出来るのよ。ラジオの電波を利用して私に伝えてくるの。そしてね。〝先生と話すように〟と伝えてくるの。だから、その話をしてあげるね。宇宙の人たちは、みんな仲良しなのよ。先生も、仲間入りするのに宇宙へ行こうよ」と話しかけてくるのであった。

〝のりちゃん〟は、10年以上前から、統合失調症を患っていた。そのため、彼女の考えることは、全てが妄想であり、いつも幻聴が聞こえていた。「先生、教子にはね、いつも二人の友達がいるの。一人は一番仲の良い友達なの。この友達はまだ子供なの。だから、教子はね、いつも二人で遊んでいるの。先生、友達の声が聞えるでしょ?」。

〝のりちゃん〟は、身長・体重とも、〝ちゃこ〟と瓜二つであり、真ん丸な目もまったく同じであった。彼は、統合失調症の患者を診る時、ほんのたまに彼らの心の中の世界を余りにも可愛い表情と態度で、外の世界に表現することを理解したのである。

しかし、彼は、依然として〝のりちゃん〟を見ながら、〝ちゃこ〟と会っているような錯覚に陥ることがあった。事実、朝、病棟に入っていく時に、「ちゃこちゃん、おはよう」と言ってしまうことが稀ならずあったが、よく見ると、すぐに現実に戻っていたのである。そして、もう一度、「のりちゃん、おはよう」と言い直しながら、「ちゃこではなかった」と、少しばかりの落胆を感じたのであった。まったく、彼の側だけの勝手な話ではあるが。

ある日、〝のりちゃん〟が、コーヒーを飲んでいた時、「こんな甘ーい飲み物を味わったの、生まれて初めて。あんまり幸せだから、この甘ーいコーヒーを宇宙の友達にあげたいと思うんだけど。みんな大喜びすると思うよ、私みたいに」と、つぶやいた。

彼は、その光景を見た時、まるで生きた人形のように感じたのであった。そして、〝のりちゃん〟を見るたびに、彼の過ぎた過去の〝ちゃこ〟との愛の思い出が、耐え難い気持ちで甦って来たのである。

彼にとって、目の前にいる〝ちゃこ〟に似てはいるが、〝ちゃこ〟ではない女性がいるという状況に慣れるまで、かなりの時間を要した。一度、冷静になって「片方は患者、もう一方は、過去の存在である」と考えれば、何ら問題もなく、苦しむこともなかったのだが、若き彼にとっては、目に入って来る〝のりちゃん〟は、〝ちゃこ〟そのものであった。そして、面接などの仕事に入って、やっとのことで〝のりちゃん〟は、ちゃんとした患者になったのであった。いわば、〝のりちゃん〟を遠くから見ている彼にとっては、あたかも、〝ちゃこ〟の「生きた写真」を見ているようであった。時には、〝のりちゃん〟が精神病院ではなく、外の世界にいればよかったのにと思うことさえあったという。

ある日、突然〝のりちゃん〟が、「宇宙の人たちが、私のことを呼んでいるの。早くこっちへいらっしゃいって。だから、教子、みんなのところへ行くことに決めたの。一度、行くともう戻れないの。もう、先生とは会えないのよ。先生、さようなら」と言った。

〝のりちゃん〟は、この最後の言葉を残して、二度と話さなくなってしまったのである。いつも空を見たままで、彼女の言ったように、二度と彼女の心は戻らなくなってしまった。いろいろな精神療法や薬物療法が試みられたのであったが、彼女の心は、二度と戻ることはなかった。

彼は、後になって、統合失調症の患者の心は「ガラスのような心」であると教えられた。おそらく、彼の気持ちを見るに耐えられなくなり、そのガラスの心は、壊れるしかなかったのである。無知ゆえに壊したガラスの心は、元に戻らないことを知った。若いとはいえ、精神科医として一人の患者の人生を奪ってしまったことの責任の重さを、生涯、忘れることは出来ないであろう。

第3章　閉鎖病棟から開放病棟へ

電気ショック療法

そのうち、患者たちは、毎回、雨天の時だけに行くコーヒーショップには、徐々に飽きてきたようであった。そのコーヒーショップには、流れる音楽もなく、何もなかったため、患者たちは遅い、早いの差はあったが1杯のコーヒーを飲んでしまって、すぐにも自分たちの部屋へ戻りたがったのである。

そこで彼は、コーヒーショップを働く場所にしたいと考えた。というのは、患者は、思い思いの時間に外に出かけ、可能な時間を過ごす場所の一つとして、コーヒーショップがあるべきであると思うからだ。

しかし、残念なことに現在のコーヒーショップというところは、大きな環境の変化を感じないため、患者たちがコーヒーショップだけに興味を持ち続けることは、彼らが人間の心を取り戻し始めていた時だけに、まったく困難であると感じたのである。

姑息ではあったが、彼は、漫画や雑誌を持ち込み、患者たちの興味を引こうと試みた。だが、ほとんどの患者は、読まなかったし、読めなかった。そこで彼は、ギターを持ち出して来て「一緒に歌おうじゃないか！」と、弾き語りをしながらみんなに声をかけたのである。

最近、流行している歌を歌い始めた時は、誰もが興味を示さなかった。だが彼が、終戦直後の歌を思い起こしながら歌った時は、一人増え、二人増えと、小さな声でみんなが歌い始めたのであった。再び彼は、「もっと大きな声で、力強く歌おうではないか」と、続けて声をかけたが、やはり、彼らは静かに歌い続けていた。

そこへ出てきた看護師の一人は、この余りにも静かな歌声を聴いて、「患者たちは、大声で歌うことを禁じられてきたのです。ですから、一人でもこれに従わないと麻酔なしの、生の状態で、無理やり電気ショックの処罰があるのです。これは、耐え難い苦痛の中で、意識を失っていくのですから、二度と体験したくなくなっているのです。勿論、医師の指示ではなく、ただの見せしめのための電気ショックですから」と語った。

この病院では、不幸にも、これまで男性の無資格看護師たちが、秘密裏に麻酔なしで、電気ショックを処罰の一つとして行ってきたのである。

（注　電気ショックというのは、薬物療法が有効であると証明されるまでに、統合失調症には、最も有効な治療であると考えられてきた。当初は、麻酔を使わずに行われていたのだが、余りにも、非人道的であるということで、麻酔をかけて、意識のなくなったところで、100ボルトから120ボルトの電流を前頭部に電極を当てて通電するのである。勿論、医師の指示のもとでなければ出来ない術式である。

これを体験した健常者は、異口同音に「突然、何メートルあるかわからない丸太ん棒で、頭を叩きつけられたような感じがしたかと思ったら、もう、気を失っていたよ。辛いとか、苦しいとかではなく、これ以上の苦痛がこの世にあるのかと思うほどであったから、二度と受けたくないね」というくらいに、過酷な処置であった。）

当然ながら患者たちは、大声を出して歌うことが出来なかったのであった。それだけ、患者たちは、厳しくしつけられてきていたのである。

しかし、彼は、全ての患者たちの前で見せしめにするような麻酔なしの電気ショックは、絶対にさせないと決心していた。そのことは、既に院長にも伝えていた。だが、患者たちが大声を出して歌っているところを見た主任看護師は、「何をしているんだ」と怒鳴り込んできたのだ。

彼は、その職員に「患者たちが、興奮したり大声を出した時は、主任看護師の独断で電気ショックを行えるのでしょうか。しかも、麻酔もなしで？」と問いただした。

そして、この状況を聞いた院長は、これ以上の驚きはないというような表情で「医師の指示もないのに電気ショックを行うなど、もってのほかである！　即刻、今後一切そのようなことはないと病棟に書き出しなさい。もし、そのような、そら恐ろしいことが許されるのなら、すぐにも主任職を解除する。もし、このようなことを隠したりすると、私が自ら見つけて、即刻、その職員たちを解雇する！」と、怒りを露にしながら叫んだ。

これを聞いた患者たちは、心底、驚いた――彼らのことを言われているのに、何か叱られているように――しかし、それから恐怖の、非人間的な「治療」の名のもとに行われてきた電気ショックが見直されたのだ。以来、患者たちは、大きな声で歌いだし、それは就寝時間まで続いた。

こうして、院長が病棟を去った後も、患者たちは、今までにない時間を過ごしたのであった。だが、「何が起こったのか」と確認するために、多くの看護師と屈強な男性補助看護師たちが病棟へ入ってきた。その中の最も力強そうな男性は、「テメーら静かにしろ！　これ以上、歌うんじゃない！」と、叫んだ。

彼は、その男性に、「患者たちが楽しんでいるのが、どうしていけないのでしょうか？」と、静かに、問いただしてみた。

その屈強な男性は、彼の質問には答えず、「テメーはこの病院の仕来りを知らねーのか！　この病院には、この病院の仕来りがあるんだよ！　オマエは、ここの患者たちが人間以下であることを知らないいんじゃないの！　即刻、オマエの、患者を人間と同じように扱うなんていうことをやめな！」と、怒鳴り散らした。

この男性職員の言葉を聞いた彼は、心の底から怒りがこみ上げてきた。だが彼は、怒りをぐっーと抑えながら、はっきりとした言葉で「このクソったれが！　君はそれでも人間か！　君は人

間じゃない！　君は病院に巣くう、ただの寄生虫だよ！」と怒鳴った。そして、その男の前で、

「出て行け！　ここは君の働くところじゃない！」と、大きな声で怒鳴りつけたのだ。

この罵倒は、事務長が騒動を聞きつけ、介入してくるまで続いた——彼は、まさにこの男を殴り飛ばそうとしていたところであった。

幸運なるかな、事務長は、彼の側に立って「何と言おうがオマエが悪い。患者の顔を見てみるがいい。1年前は、死人のような顔だったんだぞ。今や、晴れた青空のような顔をしているではないか。オマエは、ここにいる患者たちは、みんな、この先生のような人が来るのを待っていたということに、気がついていないのかね？　もし、この先生が患者たちに、オマエを叩きのめしなさいと言ったら、すぐにもオマエは、この床に這いつくばっていたんだよ。私が思うに、まず院長と今後について話した方がいいと思うがね」と言った。

勿論、この男は、彼に対して強烈な反感を持っていた。それゆえ、事務長の提案にも承服しかねていた。しかし遂に事務長は、「すぐに、院長に辞表を出しなさい。今なら、円満退職として、院長も受け入れてくれると思うが」と宣告した。

言うまでもなく、その男は、すんなりと院長室へは行かなかった。しかし院長は、この男は弱い者いじめを行い続けて来たとみなし、解雇すべきであるという答えを出していた。そして遂には、この病院の新しい方針に否定的な存在を追放したのであった。

その事件以来、院長と事務長は、嬉しそうに彼に、「あの男のような職員たちは、しつこく君

のコーヒーショップに反対することばかり言ってきたり、はたまたぶち壊す時には、いつでも手伝いますよなんて言ってきたりしていたよ。ともあれ、君の勝利だね。患者の健康のためにも良かったな」と、実に幸せそうな表情を浮かべながら話したのである。

病院の中の見知らぬ世界

しかし、話は、これでは治まらなかった。院長には、もう一つの顔があったのである。その一つに、船医の過去があった。船医と言っても、遠洋漁業の船医であった。暴力沙汰は、日常茶飯であり、時には、殺人さえも起こりかねない危険な環境の中での生活であったという。船長を殺して、船を乗っ取るなんて、何時起きても不思議ではなかったともいう。それ以来、院長は、船から降りた後も、「裏の世界」の人たちとは、付き合いを続けていたようだった。

事実、不思議なことに、カルテのない人たちが入院していることなどは、日常的になっており、誰もが、この問題には触れてはならないようであった。

院長は、どこまで真実を語ったのかは不明であるが、「ある人たちは、外見的にも、明らかにヤクザ関係とわかる『患者』であったり、他のヤクザの追跡から逃れるための入院であったり、殺人を犯しながらも、逮捕を逃れるために入院している『患者』もいたんだ。不思議に思っていただろうけど、話すわけにはいかなかったんだよ」と、別の顔があることを教えてくれたのだった。また、「殺しを専業としている人も入院してたんだよ。勿論、『仕事』を終えて、身を隠すためにね。病院だけは、警察であっても、よほどのことがない限り、立ち入れなかったんだよ」と、聞かされたこともあった。

このような事件は、院長が色々な手立てを尽くして、新聞などに出ることはなかった。院長が、箝口令《かんこうれい》を敷いていたこともその理由であったようだ。

これを聞いた時、少なからず彼には、ショックであった。そんな時彼は、今まで少し向こう見ずであったのかなと思ったりもした。

それにも拘わらず、職員が患者を非人間的に扱った時など、即刻、厳しい処罰が下されていた——厳罰を下すのは、常に、院長と事務長であった。職員たちは、この二人には、文句は言っても、絶対に反抗しなかったのである。彼ら職員たちは、院長と事務長の、絶大な権威と力の存在を知っていたから、一人や二人の患者が反抗しても、ただ見過ごすだけで、自分たちの生活を悲惨にするようなことはしなかったのであろう。

しかし、彼は、そんなことなど、気にしなかった。なぜなら、彼にとっては、如何ともし難い世界のことであることを知らされていたからである。

患者に暴力をふるうな!

彼は、そんなことより、「患者による、患者のためのコーヒーショップ」を創ることに挑戦していた。運営は、全て患者が行うのである。

このことに対して院長は、神経質になり、「君が計画している、患者が全ての責任を持つということだが、彼らは何年もの間、病棟から一歩も外での生活をしたことがないんだよ。そこに、不安を感じる」と伝え、運営の責任に対し疑問を投げかけた。

彼は、院長の質問に「確かに、おっしゃる通り、大きな不安はあります。というのは、まだ、みんなの間には、コーヒーは、1杯10円だと信じている患者がいるんです」と答えた。

そして、さらに彼は、院長に「現実問題としても、幾つかの懸念することがあります。今や患者は、あの大きな鉄の扉を自分たちで開けなければならないのです。そして一方では、患者の間には、『異常性欲』を病んでいる人もいますし、売春を行おうとしている女性患者もいます。さらには、自分は日本の天皇であると信じる、一家8人を殺害した患者もおります。内科の医者であったり、外科医であったり、いろいろな患者がいます。他方では、未だに新しい病院の方針に反対している多くの職員がいます。彼らは、陰に隠れて、患者に暴力をふるってストレスを解消したり、異常性欲の患者と性交渉をしたりしています。私は、この病院の全ての将来は、院長の両肩にかかっているのではないかと思うのです」と、思うがまま正直に答えた。

時の経つのにまかせて、彼は、「私は今現在、新しい病院の考えに興味を抱き始めている職員に援助を求める相談をしながら、本当の喫茶店を創ることに専念しているのです。彼らは、他の巨大な反対勢力には、負けないでしょう。もう一つ、許可願いたいことがあります。喫茶店のチーフマネージャーとして、『既に、病院からはいなくなり、宇宙へ行ってしまった』女性患者を選出する許可をいただきたいのです」と話した。

院長は、驚きを隠せないくらいに、「それは狂気の沙汰だよ！　どんな計画を持っているんだね？　彼女は、喫茶店の売上金全てを宇宙へ持ち去ってしまうよ！」と叫んだ。

彼は、自信を持って答えた。「彼女は、喫茶店のマネージャーとしての責任を全うすると信じています。いずれにしても、彼女は入院前は、本当のレストランのマネージャーであったのです。ですから、彼女は、扉を開けて宇宙へ行ってしまうことはないでしょう。それよりも、問題であり心配なのは、反対派の職員であると思うのです」。

この彼の無謀にも思える計画に、院長は、「わかった。君をバックアップしようじゃないか」と、再度、支持することを約束した。そして、「すぐにも、全ての職員に対して、患者の安全を優先させ、患者を事故から守るように指示しようじゃないか。彼らは、おそらく文句を言ってくるはずだから。彼らは、『そのようなことは、絶対出来ません。余りにも困難なことです』と、強調するだろう。しかし、私は、そこで『これまで患者は、一度たりとも暴力をふるったことはなかった。暴力をふるったのは、事実として男子職員であったということを認める時に来ている』と、毅然として話そうと思っている」と、力強く職員をまとめることを約束したのだ。

予測された通り、ほとんどの男性職員は、声を挙げて院長の指示に反発した。「患者に暴力をふるうなとは、一体、我々の安全はどうなるのでしょうか？」と。

彼らは、院長の、彼らへの配慮をまったく無視して主張を続けた。「我々は、この間の『自由な外出』のなかで、患者の安全に対する責任を持つことは出来なかった。患者の暴力によって、被害を受けた時は、誰が責任を取ってくれるんだね？　誰の安全が重要なんだね？　我々か、それとも患者かね？」と、自分勝手な、主張が続いたのであった。

院長は、穏やかに答えた。「君たちへの責任は、私にある。ですから君たちは、今から、患者の安全について考えなさい」。

金品を巻き上げる看護師たち

職員たちは、さらに、言い続けた。「院長は、我々に対して責任がある！　と言ったけど、最も危険な者たちは、患者そのものでしょう。あなたは、この暴力的な奴らを守れと指示するなんて、まったく狂気の沙汰だ！」と。

院長は、はっきりと「私は、この病院では誰が危険であり、誰が暴力的であるかを見て来ました。もし、私がこれ以降、君たちによる暴力的な行動があったと聞いたら、私は、即刻、当事者である君たちに、病院を去るように勧めます」と、クビにすることを伝えた。

こういう暴力に、何らかの関与をしてきた職員はもとより、全ての職員たちは、沈黙することになったが、彼らの恥しらずな、しかも憤慨した気持ちは、職場に戻っても顔から消えなかった。数日後、事態はさらに悪化した。ある職員が、自分の不注意で指を引っ掻いた時、彼は、患者に怪我をさせられたと訴えた。そして、「患者に怪我をさせられたから、労災適用の措置をしてもらいたい」と、言ってきた。また、不満解消のためか、次から次へと誰彼となく、患者を暴力的に締め上げたりしたのだ。

院長は、職員たちが次から次へと同じような訴えを持ち込んできても、全て同じように無視し続けた。だが、遂に男性職員の半分は院長室へ行き、集団で不平を言い始めたのである。彼らは、再び「院長は、我々が患者の暴力によって、これほど大変な怪我をしているのに無視し続けてきた。もし、このまま無視し続けるのであったら……」と、興奮を露にしながら、主張し続けたのである。

院長は、いつものように感情を表さずに、「私は、君たちの患者に向けたひどい行動や暴力は、君たちの怪我のもとであることをよく知っています。もし、私の言っていることが間違っていたとしたら、即刻、間違いを正して下さい。ただ、君たちと話す前に、私が得た証拠の画像を観てみませんか？」と答えた。

勿論、誰も答えるすべを持たなかった。

そこで院長は、「ここに署名して、即刻、この病院を出て行きなさい！」と宣告した。

事務長がその場に入り、彼らにこれ以上ないようなきつい口調で話し始めた。

「院長に対してウソをつくんじゃない！　お前たちは堕落した。この病院の寄生虫だ！　院長に告訴されないだけでも感謝しなさい。すぐに出て行きなさい。そして、二度と戻ってくるな！」

そこにいた全ての連中は、即刻、辞表に署名し、そそくさと病院を出て行った。院長は、既に、ＣＩＡ顔負けの事務長より、彼らの悪辣非道の証拠を得ていた。事務長は、職員の中にスパイを送り込み、常に院長の必要な証拠を収集するなどしていた。たとえば、夜中の職員の動向などは、外部からの侵入者を監視するテレビカメラで、常に監視され、録画されていた。

職員の何人かは、患者たちからお金や高価な品を巻き上げていたり、家族にもいろいろなことを強要していた。この事実を知った事務長は、きつく叱咤したのであるが、一向にやめる気配はなかった。それどころか、病棟主任は、医師に対して患者に問題行動があると言っては、薬の量を増やすように強要したり、電気ショックを行うように強要したり、実に不可思議な習慣の歴史があったのだ。年配の医師は、このような習慣をそのまま受け入れ、病棟主任の言うことをそのまま聞くことによって、医師としての威厳を保っていたということだ。

ある時のことである。院長は、このような実情を聞いた折、カルテを床に投げつけ、そのまま病棟を去っていったとのことであった。

ある日、男性の主任看護師が院長のところへ、急いで是非とも、この治療法を導入してほしいとやってきた。院長は、彼の要請を聞きながら、その患者のカルテを見ていた。そして、読み終わると同時に、院長は彼に、「君はこの治療法を行ったのかね？」と、尋ねた。すぐに、その看護師は答えた。「はい、このような状況が手に負えなくなった時から、私は、注射か電気ショックを行ってきました」。

院長は、再び看護師に問いかけた。「君は医師の指示を得てから行ったのかね？」。その看護師は、「それは無理でした。この状況を先生に伝えるなんて」と答えた。院長は、きつい口調で彼に言い渡したのである。「君はしかるべき処方の意味を知らないのではないかね。法律では、君には処方の資格や権利がないんだよ。君の行ったことは、確実に法律違反だよ。君は法の下に罰せられることをしたということをわかっているのかね？　もし、私がこの法律に反した行動を許したら、私は、君の法律違反の共謀者となるということをわかっているのかね？　私は、どんなことがあっても、これを許すわけにはいかない！　私は、これ以上、君の罪を隠す意思はない。この瞬間から、君は解雇だ、恥を知れ！」。

この事件以来、患者に対して、不当に金銭を要求してきた職員たちも、次から次へと病院から追放された。

患者による、患者のための喫茶店

そして、この事件を最後に、病院に残ったのは、ちゃんと善悪のわかる職員だけになった。こうして、「患者による、患者のための喫茶店」の存在できる空間が創られ、遂には喫茶店がオープンしたのである——職員たちは、この時だけが患者のために援助をすることができた幸せな毎日であったと、想い起こしている。彼らの宝の時間でもあったという。

「レジを担当する患者」には、1円たりとも間違いは許されなかった——客である患者たちは、10年以上前の金銭感覚を持ち続けていたからである。

彼女（のりちゃん）は、毎日、お店のオープン前に、テーブルやカウンターを何度も何度もきれいに磨き上げたり、掃除をしたりして、仕事に熱中していた。コーヒーカップや食器類は、いつも新品同様であり、彼女は、閉店後、たった1分でレシートをまとめあげていた。

それから数週間後、慎重な事務長は、コーヒーショップを訪れ、この上ない喜びを感じた。以来、彼は、毎日のように、長いコーヒーブレイクを取りに来ていた。こうして、半年たった時、院長は、職員に対しても、コーヒーショップで過ごすことを許可したのであった——コーヒーショップで患者と楽しく過ごすのも、仕事の一つであると。

コーヒーショップの開店当時は、ほとんどの職員は、患者と一緒に飲んだり食べたり出来ないとして、コーヒーショップで飲食するのを強く拒んでいた。彼らは、「私らは、不潔な患者の作った、不潔な飲み物なんか絶対に飲めませんよ」と。

しかし、時と共に、彼ら職員たちは、自分たちの言ったことなど忘れてしまって、何度か訪れるにつれ、コーヒーショップで時間を過ごすようになり始めた。かくして、このコーヒーショップは、職員が頻繁に休憩に訪れ、アイスクリームやいろいろ増えて行くメニューをオーダーし、憩いの場所となっていった。最初の頃は、患者と共にきて話したりしていたのであるが、時には、職員同士が会話を楽しみに来るようになり、プライベートと仕事との区別さえつかなくなっていた。

それから、数カ月もすると、既に、みんなのサロンとなっていた。患者と職員の親交を深める場所にもなっていた。突然、満席になる日も増え、時には、外からのいろいろな業者など、来訪者を案内し、このコーヒーショップで商談したり、討論をしたりするようになってきた。

当然ながら、売り上げの上昇に伴い、そこで働く患者の給料も上がっていった。このことは、自分で働いたお金で、買い物に出かけることが可能になったことを意味していた。

こうして、彼女ら彼らは、揃ってデパートに行ったのだが、デパートの品物の高価さに驚いて帰ってくる始末であった。10年以上もの間、みんなデパートなどでは、買い物をしたことがなかったのであるから、致し方のないことであった。彼らは、雑誌1冊の値段を見ても驚いた。その中の一人が、雑誌を1冊買ったのだが、何度も何度も読み返し、ついには、ボロボロになってしまったくらいであった。

外出中、本当のコーヒーショップへ入ろうとした。だが、メニューを見てショックを受けた。「何だ、これは！　コーヒーが400円もするじゃないか！　うちのコーヒーショップでは、たったの50円なのに。やめようぜ、かえろう、かえろう！」。

徐々にではあったが、患者たちは、時代に馴染むようになり、そして、自分たちの買いたいものを買えるようになっていった。

ある日、一つの問題が持ち上がってきた。昼間は、外の会社などへ働きに行き、夜は病院で過ごしていた、所謂、「ナイトケア」を受けている患者たちから、「僕たちは、全然、コーヒーショップの恩恵を受けられないじゃないか」と、苦情が寄せられたのである。そして、「せめて、コーヒーショップは、8時までは開いておいてほしい」と、要望してきた。

そこで彼は、彼らの要望に対して、何とか融通をきかせられないものかと考えた。彼は、急性の疾患で、既に退院した患者たちが、毎夜、毎夜、病院へ遊びに来ているのに気がついた。「君たち、もしよかったら、ここで夜の時間帯に働いてみる気はないかな？」と、持ちかけたのである。「えーっ？　いいの？　ここで働かせてくれるの？」と、二つ返事で彼らは了承してくれた。しかし、彼らが了承しても、彼らの両親たちは、果たして許してくれるかと心配したが、むしろ、乗り気になって、快く承諾して貰えたのであった。

「勿論、お金なんて求めさせませんよ、預かって頂けるだけでもありがたいのですから。あの子は、病気になって以来、家の中には居場所がなくなってしまい、暇さえあれば病院へ行ってくると言って、ここへお邪魔しているのですから。お金を出してでもいいですから、何をやらせてもかまいませんから、使ってやってください」と、予想とはまったく反対の出来事になってしまったのである。

お陰で、ナイトケアの患者たちも含めて、夜8時までコーヒーショップはにぎわいを見せ、おしゃべりやコーヒーを楽しむことが出来た。

彼がインスタントコーヒーを持ち出してから、既に1年の歳月が流れていた。しかし、閉鎖病棟は、依然として存在していた。いまや、全ての患者たちは、同じ時間に、同じ場所で、お互いに話したり、付き合ったり、コーヒーを楽しんだりしていたにも拘わらずである。だが、このような状況は、80年前の病院創立以来、決して観られたことはなかったとのことである。

病院でのビールパーティー

暑い夏がやってきた。患者とて例外ではない。「冷えた1杯のビールを飲めたら、どんなにか幸せだろうな」という声が聞えて来た。ちょうど、そのような時、昼の仕事を終えた患者たちが帰って来て、「ここで、コーヒーじゃなくて、働いた後の冷えた1杯のビールがあれば、もう、これ以上の楽しみはないくらいだ」と、話しながらコーヒーを飲んでいた。勿論、薬物を服用している患者には、法的にも、飲酒は許されるものではなかった。

ある日、幸か不幸か、院長がコーヒーショップに入ってきたのである。しかも、ビールを飲んで、酔っぱらったままだ。そして、「今日は、ここで面接をするからな。少し酔っぱらっているかもしれないが」と、コーヒーショップでインタビューを始めようとしたのであったが、すぐにある患者が、「院長、どうして先生だけがビールを飲んで、コーヒーショップに入って来られるのですか?」と尋ねた。

院長は、根っからのビール好きであったので、彼らの気持ちが痛いほどわかった。遂に、酔っぱらった勢いでだろうか、「1杯だけだぞ! 私が奢るから、みんな食堂の冷蔵庫からビールを持っておいで。一緒に飲んで楽しもうぜ!」と言った。

一瞬、誰もが沈黙してしまい、静かになった。と思うが早いか、全員が冷蔵庫をめがけて、走り出したのだ。ある患者は、信じられないような顔つきでコップ1杯のビールを見る。ある患者は、ビールの臭いを嗅いだだけで、酔っぱらってしまい、他の患者は、旨そうに1杯のビールを飲み干した。ビールパーティーは始まってしまっていた。

彼は、信じられない光景を目にして、しばらく突っ立ったままであった。少し、冷静さを取り戻し、患者たちのこの上ない幸せそうな表情が目に入って来るや、ギターを取りに走った。彼がギターを弾き始めると、みんなが歌い出した。みんな患者も医者も変わりなく、予想できないくらいにはしゃいだ――たった1杯のビールで、パーティーは深夜まで続いたのである。

彼は、患者たちはやはり、他の人たちとまったく同じであると感じた。「医学など問題じゃない。こんな特別な時には、法律なんて無視しちゃえ！」。実際、1杯のビールで病状が悪化した患者は、一人もいなかった。

「これでこそ、本当に鉄格子の中から出ることが出来たんだ」。彼は、この光景の中で深い印象を受け、真の感動を得たのであった。「確かに、患者と院長が、同じ病院の、同じ席で、ビールを飲むなど信じられない光景だ。しかし、自分は、絶対に証人にはならないから」と、決心したのである。

そこへ、事の始まりから終わりまで見ていた事務長がやってきて、「今、たった今、この病院の院長は、戦いに負けたのですぞ。精神病院の患者に、ビールパーティーをさせたんですよ。反対派の輩に、秘密にしておくことは、今回だけは、難しいでしょう」と、耳打ちしていた。

院長は、これを聞き流すように、「私は、これ以上の喜びを感じたことがない。君との戦いに負けたんだよ。君のような、奇妙な医者に負けたんだよ。こんな奇妙な医者は見たことがない。これだけ心の底から幸せにしてくれた医者には、会ったことがない。一緒に、この病院に骨を埋めようではないか！」と話しかけてきた。

院長は、過去に多くの人たちに裏切られ、さらには、敵方に売られるという、信じられないくらいの恐怖を感じて以来、妻を含め、絶対に他人を心の底から信じる人ではなかった。このことを知る職員たちは、ビールパーティーを院長が許すとは、信じられなかった。

後になって、彼は、どん底に落とされるくらいの恐怖を味わうくらい、院長の本心を思い知らされるのである。しかし、この時点では、当の院長さえ予測できなかった。

翌日になっても院長は、ご機嫌である。朝まで飲み続けたという。「私は、これまで、これほど自分のことを受け止めてくれる人間がいるとは思わなかったよ。私に、ビールパーティーをやらせるなんて」と、幸せこの上ないようなことを言っていた。

その日を境に、院長の正式な許可として、ナイトケアの患者に限って、夕方6時から8時までは、1杯だけのビールを飲むことが許されることになった。しかし、職員の中には、未だ、院長に恨みを持っている反抗勢力が存在していた。彼らは、このビールパーティーのことを警察に通報したのである。

「法律では、禁止されている精神病の患者に、毎日、アルコールを与えているんですよ。職員の私たちが助言しても、院長は、これに耳を貸さないのです。是非とも然るべき答えが出るようにしていただきたいのです」と、まさしく、裏切り行為であった。

しかし、幸運なるかな、院長は、常に警察関係と連携を保っていたことを知らずに「通報」などしたものだから、かえって通報した連中は、名前を控えられ、全ての状況を院長に伝えられてしまったのである。

勿論、通報した彼らは、「院長命令違反」ということで、即刻、解雇され、「守秘義務違反」で罰金刑となったのである。

コーヒーショップは、ビールカウンターを作るために、大きく拡張された。何人かの患者は、ホステスとして雇用された。ほとんどの好意ある職員たちは、「先生の大きな勝利ですね！」と、称賛していたが、彼は、依然として、この病院の不可思議な状況に疑問を持っていた。

第4章　変革された精神医療

閉ざされた世界で

人間というものは、長い間、毎日毎日、同じ生活をしていると、退屈であるという感覚さえ失ってしまう。たとえば、病院の中で患者は、決まった時間に朝起きて朝食をとり、排泄をし、朝寝をし、昼食をとり、昼寝をし、夕食をとり、少しばかりテレビを視て、就寝するという生活をしてきた。

もし、人間が窓越しにも外の世界の見えない、閉ざされたビルの中に閉じ込められていたら、ただ、機械的に生きているだけの、事実上のロボットになってしまうだろう。

ある患者たちは、強迫的に廊下を行ったり来たりするであろうし、ある患者たちは、1日中、ベッドの中で過ごし、また、ある患者たちは、10年以上であっても、壁の前に立ったままでいるだろう。

このような生活を何年も経ていると、そのうち幻覚が出て、妄想も出てくるであろう――たとえ、その人が入院した時には、まったく健康であったとしても。そして、もし、現実に精神病を患う人が、無理やりこのようなところへ入れられたとしよう。その人の病状は、悪化の一途をたどるであろう。彼は、そのような人を知っていた。

一人の患者は、自分自身に話しかけ、一人で会話を楽しんでいた。また、他の患者は、「たった今、ラジオの電波を通じて、天皇から直接命令があったから、すぐに、東京へ行かなければならない」と、言ったり、また、別の患者は、「私は、宇宙の重要人物と重要な計画を行っている。今、彼らと討論している最中である。数分以内に、他の人たちに伝えられるであろう」と、言った。長い間、壁を見続けてきた患者は、落語家であることがわかった。この患者は、落語を通して、重要なメッセージを彼に送っていたという。「明日の朝、革命が起きるのです。そして、新しい世界が出来るのです」と。

これらは、所謂、統合失調症の、幻覚を伴う、慢性化した妄想的な典型的な言動である。しかし、これらの症状は、閉鎖された、限られた空間での生活を強いられると、さらに増幅される。閉じ込められておれば、ベッドの上で妄想や幻覚を楽しむほかないからである。

看護師の仕事と言えば、毎日同じように、「無為、自閉的、妄想的、幻覚があり、いつもベッドで過ごしている」と、看護日誌に記録するだけであった。

担当患者全ての面接を終えた後、彼は、患者たちの言動は、行動制限を受け、無理やり閉じ込められ、「活動的は悪しき行動で、無為自閉こそ、好ましい」という生活を強いられておれば、致し方のないことであると感じた。彼らは、単純に、妄想の世界に入ったり、幻覚を楽しんだりすることで、この閉じ込められた生活に相応しい毎日を送っていただけであった。

事実は、コーヒーショップがオープンして以来、妄想的な行動や、幻覚を楽しむ患者が激減したことで証明される。当然ながら、彼は、もっともっと、患者が再び生きた生活ができるように力を尽くさなければと思ったのである――それは、具体的であれ、抽象的であれ、また、見えるものであれ、見えないものであれ、全てにおいてである。

飴1個の「作業療法」

彼が、このM病院に初めて到着した時、まず気になったのは、不自然な、愉快とは感じられない「作業療法」なるものであった。それは、一般的に考えられている作業療法とは、程遠いものであった。患者は、3時間もの間働いて、その働き具合により、小さな飴を1個貰っていた。最高でも1個、働きが悪いと男性職員に判断された患者には、1個も与えられなかった。

このような光景を見ていて彼は、奇妙にも不思議にも感じ、「どうして、飴一つしか貰えないのですか。3時間も働いているのに？」と、聞いてみた。「患者の働きには、これで十分なんだよ。各々の患者は、一つの仕事しか出来ないのだよ」と、一人の病棟職員が説明し始めた。

また、その職員は、「こいつらは、こんな程度の低い仕事しか出来ないんだよ。あいつらの顔を見てみな、どんよりした顔を」と、吐き捨てるように言った。そして、「こいつらには、一切の責任を持たせるわけにはいかないんだよ。奴らは、ちゃんとした仕事をする意思がないからな」と、あたかも、奴隷でも扱うように言うのである。

彼は、「どうも、彼らの言っていることが納得できない。どこの病院へ行っても、どこの患者も、こんな風じゃない」と思い、病棟職員に、「しかし、強制労働のように思えるんですが……。ともあれ、誰でも自分の仕事には、然るべき報酬をもらう権利があると思うんです。飴一つなんて、余りにも少なすぎると思いませんか？　もしかして、あなたたちは、委託業者からバックマージンを貰っているのではないですか？」と尋ねた。

一人の職員は、「当り前じゃないか。みんな支払の半分は貰っているよ。当然じゃないかね、一部始終、患者の仕事を見張っていなければならないのだから」と言う。

彼は、少し感情的になってきて、「この仕事は、治療なんですか？　これは然るべき、医師の指示のもとに行われているのですか？」と、問いただしたのである。

「これは、昔から行われていることなんだから、あんたには、これ以上、質問する権利がないんだよ。もう、聞くのはやめてくれ」と、これ以上の質問を封じ込めるように、彼らは答えた。しかし、彼は、「このような状況は、『搾取』だと思うので、院長とちゃんと話してくるから」と告げたのである。

　彼は、そのまま院長室に行き、所謂、「作業療法」について討論を始めた。院長は、彼の作業療法についての考えに、いたく共感し、余りにも低い、少ない報酬についても、一考の余地があると答えたのだ。

「君の言うことは、確かに正しい。しかし、今の段階で何と答えたらいいか、わからないのが現実なんだよ。勿論、職員たちが患者にやらせている仕事は、まったく、作業療法というものとは無縁である。このような習慣は、ずっと昔からあると言っていた。どうしたら良いのかは、既にわかっている。院長として、事務長と話して、少しでも多くの報酬を出せるように考えよう」

　しかし、職員たちは、その旧来のやり方を変えようとしなかった。なぜなら、一つには、旧来の方式を守るために雇われていたこと、次には、患者に対して、旧来のような威厳を保つことができなくなることであった。

　院長は、「もし、みんな旧態依然とした形で、一緒に仕事をやっていこうというのであれば、悪いことであっても、許さなければならない」と言い、さらに「君がこの仕事を変えようと言うのなら、患者も含めて、かなり大変なことになるが、それでもいいのかね？」と述べた。

　彼は、院長の考えが十分に理解できた。もはや院長は、この行動を禁止する方向に進んでいると。しかし、全体から見れば、小さな事ではあった。院長は、この大きな組織の中で、これをまとめるに十分な力量を持っていると感じたのであった。

それにも拘わらず、彼は、患者に対して、何らかの治療的な方法に変えようとしていた。そのため彼は、院長から「君は、私の言うことに逆らうのかね？」とも言われた。勿論、院長は、彼が何をしようとしているかということは、十分に了解していた。彼は、「一人の人間として、治療を行いたいのです。決して、違った人たちとしてではなく。彼らは、確かに病気であるため、出来ることにも限界があると思います。しかし、1日中、ベッドにいなければならないというのも変ではないでしょうか。そのためには、個人個人、異なっていますので、その患者にあった仕事をするのが、一番よろしいのではないでしょうか」と主張していた。

彼は、まず、レクレーションのメニューを増やそうと考えていた。「ちょうど、みんなの日々の仕事が違うように、患者においてもそうあるべきではないでしょうか。患者と私たち職員とは、まったく違いがないと思います。しかし、職員たちは、自分たちに対しては、個人として考えるのに、患者に対しては、大きな塊とでも考えているようです」。

彼は、院長に訴え続けた。「私は、院長が職員たちは患者より劣っていると考えておられるのを、そして、職員たちのレイプ、暴力や脅迫によるお金の巻き上げ、さらに、高価な品々の要求の事実などは、院長の放ったスパイにより伝えられているということも十分に知っています。それより何より、この汚れた病院で働くに耐えられないのです。もし、私の言葉が気に入らないようでしたら、即刻、病院から退去させてください。そうでなければ、病院を綺麗なところに作り変えたいのです」と、彼はここぞとばかり、話し続けたのであった。

院長は、彼の言動について、長い間、黙って考えていた。そして、意を決したように「我々の出来るだけの事をするために、前へ進もうではないか。患者のために、私たちに何が出来るかを考え、計画して、実行に移そうではないか」と言ってきた。

こうして院長は、患者たちを悪の手先に使ったり、患者たちに悪業を強要してきたりした職員を解雇し始めた。これには数年を要した。その結果、表面的には、一応の成果をあげて来ていた。そして、全ての患者たちは、罵倒されるような悪口や不注意な扱いから解放された。さらに、成功を完全なものにするためのさまざまな努力も続けられた。

だが、既にこの時点で、彼は、彼の計画は失敗すると感じていた。なぜなら、院長は、通常ではありえない性格の持ち主であり、病院を立て直すためには、悪徳商人としか思われない人たちの助けを求めたり、あるいはヤクザとの強いつながりの中で、それを行おうとしていたのである。そのためか、彼には、どうしても院長を信じ切れないところがあった。

治療としての地域との交流

「乞食を3日やったら止められない」と、昔から言われているが、この病院では3日どころか、10年以上もの間、〝乞食〟が存在したのである。患者たちは、閉鎖された小さな中に閉じ込められてきた。彼らは、毎日3回も強力な向精神薬を飲まされ、毎日、ぼっーとした意識の中で生きながらえてきた。

彼は、これを見て、幼少時に見た豚小屋を思い起こしたのであった。多くの豚が、狭いところに閉じ込められ、肉を軟らかくするための餌と薬物を与えられていた光景そのものである。豚は、食後は幸せそうに眠りをむさぼっていた。これと、今見ている光景とは、まったく同じであった。

彼は、「今まで何のために、専門的な精神療法や薬物療法を学んできたのか」と、疑問にさえ思いはじめた。「こんな、とんでもない環境に置かれた患者たちのために、何から手をつけたらいいのか、何が出来るのか」と、疑問が次々と湧いてきた。そして、最終的には、「まず、この病院で出来ることは、適切な治療環境を作ることしかない」と、考えた。

彼は、月に1回行われる、職員と医師たちの無意味な話し合いには、既に、飽き飽きしてきていた。内心、「彼らは、所詮、豚小屋の管理人ではないか」と、感じ始め、徐々にこの会議を無視するようになってきた。

彼は、まず「病院の内外の人たちとの共存」を目指そうという旗印を上げた。病院の内部の人たちとは、患者であり、外の人たちとは、全ての社会の人々である。

ちょうどその頃、病院から少し離れた所に、大きなスーパーマーケットが出来たため、近所の小売店などは、徐々に縮小か閉店に追いやられようとしていた。彼は、買い物旅行と称して、その縮小しつつある、あるいは閉店間近のお店へ患者を伴って出かけた。

彼は、最初は、患者たちがどんなことを、何をするやらわからないので、おそらくお店の人たちは、特別用心深くなるだろうが、結果的にはお店の人たちは、患者を受け入れてくれるであろうと考えていた。

あにはからんや、初めて訪れた日、そのお店へ入れて貰えなかったのは、彼だけであり、他の患者は、みんなすんなりと受け入れられた。彼は、もとより白衣を着ていなかったし、薄汚れたジーパン姿であった。おまけに、彼の髪は肩よりも長く、腰まで伸びていた。

おそらく、お店の人は、患者の中で彼だけが危険人物と見てしまったようだ。お店の人は、他の患者に、「一人、変な患者が脱走してきているから、すぐに連れに来てと病院に連絡を入れてほしい」と、密かに伝えたのである。

彼は、繰り返しお店の人に、「私は、担当の医者です。私は、患者さんたちと一緒に買い物に出かけてきたのです」と、訴えたのだが、お店の人は一向に信じる気配がなく、「もし、お前さんが医者だというなら、私は、この国の総理大臣だよ。ウソをつくんじゃない！　ここにいろよ、すぐに病院から連れに来て貰うから」と、嫌がる患者に、「危険な患者の脱走」を伝えるように言い張った。

院長は、お店に飛び込んで来て、彼がロープでイスに縛りつけられている姿を見て驚いた。

「先生、何をしたんだね？　どうして、イスに縛りつけられているんだね？」と、にっこり笑いながら、演技までしながら、問いただす真似をした。しかし、お店の人は、それどころではなく、

「先生？　本当にお医者さんなのですか？」と。お店の人は、驚いて聞きなおしたのであった。「何としたことか！……申し訳ありません。本当に、何と言ったらいいのか、ひどいことをしてしまって、済みません。済みませんじゃ済まないのですが、お詫びの言葉もありません」と、平身低頭で何度も何度も謝っていた。さすが、お店の人だけに、彼の奇妙な格好には、一言も触れなかった。

余りにも恐縮した態度であったため、彼は、「気にしないでください。私としては、こんな嬉しいことはないのですよ。患者さんと患者さんでない私とが、まったく違いがないと見てくださったので。健康な人たちも、患者さんも、同じであると認めてくださったし、同じに扱っていただいたのですから、むしろ感謝していますよ」と言った。

院長は、この言葉を聞いていて、冗談さえも言えなかったようだが、お店の人に「実に奇妙ですね。この薄汚れたのが医者で、店長さんが病院に差し向けていただいた患者の方が、現実的には、50回以上も離院しているのです。本当に、わからないものですね」と、人間を把握することの難しさと、人間の変化に驚いていた。

彼がお店の人に、「これからは、私の顔を忘れないでくださいね」と言うと、その人は「わかりました。本当に失礼しました。先生の顔と姿は絶対に忘れないでしょうよ。それと、先生の洋服も」と答えた。こうして、お店の人との友好関係が出来上がった。その後、ようやく慢性の患者と、長期入院の患者の買い物が終わった次第である。

何十年ぶりの買い物

ある日、ある女性患者——彼女は、20年以上もの間、閉鎖された病棟で生活していた——が、ファッション雑誌を買おうと思い、書店に入り10円差し出した。20年前は、ちょうど10円で買えたのだ。

しかし、書店の店主は、「10円では買えないですよ、この本は120円ですから」と、言ったところ、その患者は怒り出し、「あなたは、私を騙そうとしている！」と、言い返したのである。だが、直感的に患者であると思った店主は、優しく「お客様、何年ぐらい病院にいらしたのですか？」と、聞きただしたところ、「もう、忘れてしまったわ。多分、20年は超えると思うけど」と答えた。

「そうですか、長い間いらしたのですね。その間にお客様、ほとんど、全ての品物の物価が、20年前より10倍に上がってしまったのです。どの品物を見られても、値札を見られれば、おわかりと思います。飴1個でさえ、20年前より10倍になっていますから」と、説明したのであった。

腹立たしく思いながらも、彼女は、120円でその雑誌を買い、その雑誌の中に今までに見たこともないファッションを発見して驚いた。次から次へと、目に入るファッションを見ながら、病院の仲間たちに、あたかも宝物を見つけたようにその雑誌を見せびらかしていた。

この自慢げに雑誌を見せびらかしている患者を見て、一人の女性看護師は、泣き出しながら、「長い間、あなたたちを不幸にしてごめんなさいね。謝っても、謝り足りないほどだよね。謝るような言葉もないくらいだよね。でも、今日からは、絶対に幸せにしてあげようと思っているからね」と、気持ちをこめて告げていたが、しかし、ほとんどの職員は、冷やかな目でこの看護師を見ていたのだ。

ある患者たちは、発病以来入院していた――中には、13歳という若さで発病した患者もいた。ほとんどの患者は、テレビを見て買い物の仕方を知っていたが、中には、生まれて初めて買い物という経験をした患者もいた。彼らにとっては、見るもの見るものが新しく、驚くものばかりであり、病院の近くの最も小さなお店でさえ、4時間の外出時間は、あっという間に過ぎていた。時々、店主によっては、患者が来るのを嫌がることもあったが、売れ行きが増えるにつれ、徐々に患者の来店を温かく歓迎するようになっていった。

まさしく、400人の客が、疑い深い小売店の店主の気持ちを変えてしまったということか。そして、最も来て欲しくない嫌な客であったのが、突然、最高の顧客になってしまったのだ。こういうなかで、商店街の人たちは、病院に対し、援助をしたい、協力したいと申し入れしてきたのである。

たとえば、「夏祭り」のために、お金を寄付したいとか、人手を提供したいとか。果ては、患者のために、街の市民たちによる〝援助団体〟までもが設立された。

これらの出来事は、最も小さな商店での買い物という、小さな出来事が大きな光を招いたように感じられ、街の人たちと病院の患者たちとの友好関係が創り上げられようとしているかに思われたので、彼にとっては、絶大なる喜びであった。

このなかで、再び悪夢のような出来事が流布された。ある晩、女性看護師の一人が院長のところに飛び込んで来て、「たった今、突然、見知らぬ男性にレイプされました！」と訴え、これを聞いた院長は、即刻、警察に通知した。すぐにやってきた警察官は、まず患者を犯人として疑い、その次に、病院の周辺の人たちを犯人として捜査したが、結局、犯人を見つけることは出来なかった。

このような、ニュースになるような珍しい出来事は、数時間のうちに街中に知れ渡った。そして、近所の人たちは、警察に「絶対に、患者の中に犯人がいるに決まっている」と、口々に申し出たのであった。しかし、警察は、何度も、何度も、患者たちを取り調べたのであったが、結局、犯人は、特定できなかった。

ちょうどその時、患者の一人が、意を決したようにしてやって来て、「僕ね、あの看護師さんと、男子職員が夜中にセックスしているところを見てしまったんだ」と、言い出した。しかし、彼以外、誰もこの患者の言葉を信じなかったので、彼はその患者に、「誰を見たんだね？　誰と誰だったの?」と、しつこいくらいに、何度も聞きただしてみたところ、その患者は、強い語調で訴えた。

「僕は、確かに精神病だよ。だけど、一度たりともウソを言ったことがないよ！　信じてくださいよ。あの看護師さんとセックスしていたのは、生活療法室の人ですよ」

彼は、即刻、院長室に飛んで行き、その患者から聞いたことを伝えた。院長から呼び出された看護師は、遂に、事の始終を話さざるを得なかった。

「おっしゃる通り、私は、数ヵ月前から、あの人と浮気をしていました。患者たちが、その場を見ていたことも知っていました。勿論、あの人が結婚していることも、知っていました。ですから、私たちの関係をカモフラージュするために、レイプされたと叫んだのです。大変、申し訳ありません。何とか許して頂けませんか」と、泣きながら許してほしいと懇願したが、二人とも、その日のうちに、解雇されたのである。

この二人の情事を知っていたのは、ただ、患者のみであったというのは、実に恥ずべき事件であった。

しかし、彼には、犯人は患者ではないという確信があった。というのも、男性患者のほとんど全員は、インポテンツであることを知っていたからである。しかも彼らは、性欲さえも抑えられるほど、強力な向精神薬を与えられていたのだ。それゆえ彼は、最初から犯人は、所謂、「健常者」であるはずと信じていた。

この騒ぎの後、再び平和が戻り、商店街の店主たちは、以前より患者を歓待するようになり、今度は、まさにＶＩＰ待遇となっていた。何事もなかったかのように、街の人たちは、患者を以前のように温かく迎えてくれるようになっていた。

だが、彼はこの時、すぐにでも以前の街の人たちと病院との関係に戻ってしまうような、現実の困難さを思い知らされたのである。

患者たちのレクレーション

実際、患者ならずとも、誰であれ物を買うにはお金が必要である。たとえ、病院から逃げるにしても、やはりお金が必要であった。患者は、買い物に行く時には、決まって生き生きと陽気になっていた。しかし、どの患者にとっても、ショッピングに行くには働いてお金を得ないとこれも不可能であった。幾人かの患者は、働いた経験がなかったか、長続きしなかった。

そこで彼は、患者がもっと活動的になるためには、お金の貰える仕事を用意した方がいいのではないかと考えた。もし、もっと活動的になれば、もっといろいろなレクレーションをも可能とすることが出来るだろうと考えた。そして、レクレーションで活発になれば、仕事にも就くことが可能となりはしまいかとも考えた。

何しろ、400人もの患者が働かずにいたため、彼は、膨大な種類のレクレーションや仕事を考えなければならなかった。そこで院長は、仕事を用意し、彼は、レクレーションを担当することにした。20人以上は、既にコーヒーショップで働いていた。そして、10人くらいの患者は、食堂と配膳係を行っていた。

一方では、患者の活動性上昇を期待しようにも、余りにも貧弱なレクレーションしかなかった——散歩、マージャン、トランプ、テレビ、卓球——どれを取っても、活動性を増すようなものではなかった。一般の社会では、その人たちの活動性を上げるためには、興味を持った趣味が予算の範囲内で選ばれている。

彼は、病院社会に合った同様の形式をアレンジすべきと考えた。コーヒーショップで食べ物を差し出したり、飲み物を差し出したりしながら働くという簡単な仕事により、患者は、結果的に、より活動的になっていた。しかし、この程度であれば、患者たちが働きに出るだけのエネルギー・レベルまでは、とても到達できなかった。

コーヒーショップを成り立たせて行くことは、実に初歩的なレクレーションの場であった。その場所は、ケーキを食べながらおしゃべりを楽しんだりさせてくれるのであったが、より厳しい仕事の環境へ入る準備とはならなかった。

多くの患者は、長期にわたって強力な向精神薬を与えられてきた。この目的は、決して症状などの改善のためではなく、おとなしくさせ、感情を露にした行動を抑えるためだけであった。当時、日本の薬物療法は、30年もの間、世界から遅れをとっており、症状の改善のために処方が変えられるなど、多くの困難さをもっていた。そのため、感情を抑制し、活動性を可能な限り少なくするのがこの薬物療法の目的であった。

彼は、新しい治療法が正式に認可されるまで、30年も待つほど気の長い性格ではなかった。既に、30年以上もの間患者たちは、何らの治療的、生産的な行為を許されることなく、入院生活を強いられて来ていた。患者にとっては、小さな所に閉じ込められているのが常識であり、日常性となってしまっていた。

精神障害者の人権運動の始まり

幸運なるかな、当時、日本中のあちらこちらで、精神障害の患者の基本的人権を取り戻す運動が始まっていた。もし、患者の人権を無視しているような病院が発見されれば、正式な改善命令が出たほどであった。

また、患者たちが選挙権を得るや、立候補予定の多くのテレビタレント、俳優らが票を得るために病院を訪れたり、サイン会や握手会を病院で行うようになってきた。「今度の選挙では、私に投票してね。私は、あなたたちのために精一杯働くからね」と、精神病院めぐりが、あたかも流行のようになった。

何も知らない患者たちは、これらの人たちを心から歓迎した。あたかも、守り神が来訪したかのように。来訪者たちは、患者と握手した後、よほどの汚物にでも触れたかのように、一生懸命、手を洗っていたのに。

状況をよく知った院長は、彼らタレント議員候補たちに皮肉っぽく聞いた。「あなたがたは、どんな番組に出ていらっしゃるのでしょうか？　申し訳ありませんが、私は、あなたがたを見たことがないのですよ」。

これに対して、一人の付き人として来た政治家が、やはり皮肉っぽく、腹立たしい気持ちを表すように、「あなたは、また不思議な人ですね。これだけ有名なテレビタレントを知らないなんて！」と言った。このような輩も、国会議員に当選したのである。

時は、精神障害者の権利を問う時代になり、彼は、秘密裏に責任の持てる患者に病棟のカギを差し出し、「みんな、自由に出入りできるようにしようよ。でも、外から変な人が入ってこないように、施錠だけはきちっとしてくださいね」と、告げた。

彼のレクレーションや作業の改善は、多くの職員から認められるようになり、協力させてほしいと求める職員は、激増していった――既に、かなりの職員が、彼に協力していいたためもあろう。多くの職員が、彼の治療方法に共感して行ったためであろう。その中でも、母性性豊かな心を持つ看護師たちは、特に協力的であった。

しかし、男性職員の気持ちを変えるのには、困難を極めた。彼らは、病院を所謂、「ムショ」のままにしておきたかったのである。

ある職員たちは、自分たちの趣味や特殊技能を提供してくれた。たとえば、「僕たちは、熱烈な野球ファンですよ。今度は患者と野球をしましょう」。「オレは、ギャンブルにかけては少々自信があるんです。簡単なのを患者に教えてもいいでしょうか」。「私は、以前、合唱団に入ってやっていたんですが、患者と共に歌ってみたいんですが」と。

このような申し出があればあるほど、他方では問題が続出した。女性職員が多いと、どうしても本論を他所において、噂話に花が咲くことが避けられない。そのため彼は、これを利用して、「患者に、どのようにして異性と付き合うかを教えなさい」との指示を与えた。なぜなら、ほとんどの患者は、長い間、閉じ込められた生活と感情を抑えられた状況で生きてきたため、どのように異性と付き合うかということさえ、忘れてしまっていたためである。

なかには、職員の最も嫌う汚物処理を、自分の生きる道であると信じていた患者もいた。そこで彼は、「どうして、いつもみんなが嫌う、汚物処理ばかりしているのですか？」と、聞いてみた。なぜなら、当時、職員が行うべき業務である汚物の処理は、全て「治療」のためという理由で、患者がやらされていたからである。というより、当然の如く汚物の処理は、患者が行うものというのが、常識的な受け止めであった。

患者は、病院においては、個人精神療法、グループ精神療法、さらに芸術療法などを受ける義務があった。しかし、これらの治療は、ほとんどが午前中に予定されており、午後は自由に外へ出ていけるようになっていた。

ともあれ、従来の悪しき慣習は無視され、汚物処理から解放された患者は、野球好きの「監督」から、毎日、野球の指導を受けるようになった。野球から社会へ働きに——。最初は、監督についていくだけのバラバラな患者チームであったが、一旦チームとして出来上がると、一躍、強力球団になっていった。

6カ月後、彼のチームは、市のリーグに属するチームとの試合に臨んだ。そして、勝利を飾った。まったく、初めての試合であったにも拘わらずである。

この試合風景を何人かの中小企業の経営者が観戦に来ていたようで、患者たちの様子を見て、試合が終わるや否や、監督に「うちの会社で使いたい」との申し出があり、そのまま、何人かの患者は、外で働くことを決心した。

街へ出勤する患者たち

ある日、一人の若いハンサムな職員は、何人かの若い美人の女性を雇用した——彼女らは、若い女性患者に、コーヒーショップの来客の接遇の仕方や礼儀作法を教えるために、そして、コーヒーショップを、その街の喫茶店と同じくらいのレベルにするために、自ら望んできたのであった。

彼女らは、患者たちに客を引きつけるような化粧の仕方や衣服の着方さえ教えた。はじめの頃は、雇われた職員だけが一生懸命に働き、患者の職員たちは、ただただ、彼女らの後についていくだけであった。そして、何度も何度も、彼女らの仕事ぶりを真似ているうちに、患者たちも早く動けるようになり、客の中に溶け込めるようになっていった。

数カ月後、街の幾つかの喫茶店から、ぜひ、パートタイマーとして正式に雇いたいという申し出があった。店長自ら、何度か病院のコーヒーショップに客として観察に来ての決定であった。彼女らの接客態度はもとより、純粋な気持ちでの仕事ぶりに感動したとのことだ。

彼女らは、遂に街で働くことになった。往復には、病院職員の送迎バスが使われ、毎日、喜び勇んで仕事に通い続けたのであった。

この若いハンサムボーイは、喫茶店への就職紹介にとどまることなく、今度はモーテルのパートタイマーの仕事を持ち込んできた。病院のすぐ近くには、モーテルが乱立しており、従業員不足で困っていたのに目をつけ、何度か病院のコーヒーショップに招待し、患者店員を観察してもらい、遂には、モーテル経営者と雇用の話をつけてしまっていた。モーテルは、病院の近くであったため、みんな歩いて職場に通っていた。

この若いハンサムボーイの選んだ患者たちは、全てパートタイマーとしての雇用に成功していた。彼が言うには、「ここのコーヒーショップで、先に雇った職員に訓練してもらえば、大体、何処の職場に合うかがよくわかるんですよ」とのことである。こうして、かなりの数の患者が、外へ働きに行くことになった。長い間、多くの患者がベッドの上で、何もしないでいたのに、あっという間に病院には、ほんの一握りの患者が残るだけになっていた。

このハンサムボーイの行動は、他の医師たちを含め、多くの職員たちから高い評価を受けた。勿論、人当たりの良いハンサムボーイには、秘められた動機があった。それは毎日、しかも1日中、患者の派遣先の喫茶店やモーテルで、〝監督官〟として過ごすという大義名分である。時々、あからさまに若い女性職員を伴い、モーテルへ行ってベッドを共にして過ごしたりしていた。しかし誰も、彼の行動には文句を言わなかった。

それどころか、これらの〝職場〟のオーナーたちは、盆暮れには必ず病院に寄付をしていたくらいである。それもそのはず、保証付きの優良な職員を安い賃金で雇うことが出来る上に、収入も増えて行ったからである。

このハンサムボーイは、院長に、「院長の奥様は、ゴルフが出来、ピアノを弾かれ、歌はプロ並みですし、茶道や華道もお出来になれるのですから、私たちの仕事を充実させるのに、お手伝いされた方がよろしいのではないでしょうか」と、進言した。

これを聞いた院長は、最初は怒りを露にしたが、すぐに我にかえり、「わかった、了承しよう。しかし、詳しい説明も含めて君自身で家内に頼むんだぞ」と、ハンサムボーイに一任した。「ありがとうございます。出来る限り、ご協力願うようにお願いしてみます」と、意気揚々と院長夫人に依頼に行った。

院長夫人からは、「いいわよ、面白いじゃない。ここで暇にしているより、よっぽど楽しそうじゃない」と、快く引き受けて貰えた。そして、「まずは、15人ぐらいでコーラス部を作って、料理教室をやって。それから……一人じゃ出来ないから、新しく入った職員をつけてくれないかしら？」と。やる気満々となっていた。

患者と職員のバンド誕生

今や病院は、既にレクレーションや職員の楽しみの場になっていた。ちょうどそのような時、世界的に知られた大手自動車・モーターバイク会社の社長の訪問があった。

「皆さん、知っての通り、私の兄は、この病院に30年以上もお世話になっています。しかし、私は、立場上、来たくても一度も面会に来たこともなく、来ることも許されませんでした。私自身、怖かったのです。マスメディアが、もし、私がここまで成功しているのに、兄に対しては面会にも来ていなかったことを知られたら、社会問題にもされかねないでしょう。そうなれば、私の立場も危うくなりますし、兄もマスコミの渦に巻き込まれるでしょう。そんなことより、これまでは、会社を成功させるために、精一杯やってきましたが、マスコミなどは、これをただの言い訳としか取らないでしょう。

今日、こちらにお邪魔したことも、一切、誰も知りません。私が勝手に来たのですから。それにいまさら、兄に面会を申し出ても、私のことなどまったくわからないでしょう。そこで、出来る限り、兄のためだけでなく、全員の患者さんのために、心ばかりの寄付を申し出たいのです。勝手と思われるかもしれませんが、このお金をどのように使われてもかまいません、患者さんの生活向上のために使っていただけるなら。冷酷な弟と思われても致し方ありません。覚悟の上です。しかし、兄のことは、1日たりとも忘れたことはありません。どうぞ、私の我儘を受けて頂けませんでしょうか。せめてもの罪滅ぼしと思って受け取って頂けませんでしょうか。病院の患者さんのために使って頂ければ、この上ない喜びです。

おそらく、再びこの病院を訪れることは、不可能と思います。これからも、可能な限りの援助をさせて頂きたいと思います。皆様、兄のことを宜しくお願い申し上げます」

と結び、誰とも話さずに、足早に去って行ったのであった。

よほどテレビなどで顔を見ていない限り、何処の誰かもわからないうちに帰路に着いたのである。職員に対しては、「極秘事項」の一つにしてあったため、この話を聞いたのは、状況を細かく把握している職員だけであった。

いずれにしても、高額な寄付があったので、ぜひとも患者のために利用しようという意見では、全て一致していた。

彼は、以前から院長に、「私は、どんな楽器でも演奏できるんです」と、言い続けていたため、院長は、「せっかくの寄付があったのだから、患者のためのバンドを創ろうじゃないか」と、言い出した。そして、「君はどんな楽器を演奏でき、教えることが出来るんだね？」と、彼に確かめた。

「私ですか？　以前、お話したように、ほとんどの楽器は演奏も出来ますし、教えることもできます」と、答えたところ、院長は、「それは聞いている。具体的にどんな楽器が出来るんだね？」としつこく言ってきた。

彼は、ありのまま、「一般に知られている楽器ですよね。トランペット、トロンボーン、フルート、あらゆるサキソフォン、ソプラノ、アルト、テナー、バリトン、バスサックスです。それに、ベース、ドラム、さらには、バグパイプ、マウンテンフルート、まだまだありますが、そんなところでしょうか。学生時代に、アルバイトでどさ回りをやって、有名だった歌手の歌の伴奏をしていたのです。そのためには、演奏者の足りない楽器を見つけて、担当しなければ仕事を失ってしまうので、いつもどんな楽器でも出来るようにしていたのです」と、院長に答えた。

かなり後になって、彼は、院長より「君は、以前からいろいろな楽器を演奏出来ると言っていたけどね。本心、本当にそんなことがあり得るのかどうか、信じ難いところがあったんだよ。だから、この寄付されたお金を君に任せようかどうか、かなり迷っていたんだよ」と、聞かされ、

「やはり院長は、疑り深い性格であったのだな。まったく、自分は信じられていなかったのか」と、今さらながら知った彼であった。

それから彼は、患者・職員を合わせて、20人以上のフルバンドのメンバーを集めた。第1回目のリハーサルが始まった時、全員が楽器に群がり、何とか音を出そうと試みた。しかし、ほとんどのメンバーは、まったくの初体験であったため、彼は一つひとつの楽器を一人ひとりに、手取り足取りで教えなければならなかった。それが終って、ようやくどうやって一緒に演奏するのかを教えることになった。

このようなことを毎回続けていくのは、彼だけではなく、バンドのメンバーにとってもかなりのエネルギーを要し、集中力も必要としたため、何人かは初日に来ただけで興味を失い、二度と来なくなっていった。

彼にとって最も驚いたのは、かなりの年配の職員と患者がバンドに残ったことであり、中心的な役割を果たすようになったことであった。また、最も最高齢の職員が、アメリカ製のトランペットを注文したのを皮切りに、フランス製のサキソフォン、ドイツ製のトロンボーンと、みんな一流の楽器を注文し始めたのであった。全て日本製の楽器とは、一桁上の高価なものばかりであった。長年、楽器演奏に携わってきた彼でさえ、プロのバンドマンが持っているのは見たことがあっても、身近には、初めて見る名器ばかりであった。

注文して数週後に楽器が届いた時、彼らは、まさに宝物を扱うように、おっかなびっくりで楽器のケースを開き、見て感動し、音を出して感動していた。この光景を見た彼は、心温まるというより、胸に熱いものがこみ上げてきた。彼らは、生まれて初めて見る、超高価な、一流の楽器をみんなに自慢げに見せびらかしていた。

ある日、かの一流の楽器を手にした職員が、彼自身の楽器を患者に差し出しながら、「使ってみなよ。君だったら、よい音が出ると思うよ。日本製の楽器とは大違いだと思うよ」と、自分の〝宝物〟をあっさりと患者の手に渡した。

この光景を見た彼は、驚くというより、心の底からの喜びが湧いてきた。なぜなら、この職員は、つい数ヵ月前に「患者の使った物なんか汚くて使えるか！」と、叫んだ職員であったからである。そのような職員たちが、病院が変わらない限り生涯、手にすることはなかったと考えられる高価な〝宝物〟、しかも、口につけるものをあっさりと患者に手渡し、共に使い合っていたのである。トランペット、サキソフォン、そしてトロンボーンなどである。お互いに楽器を交換し合ったりして、楽器の扱い方を教え合ったりしていた。

彼は、このように、患者たちと年老いた職員の間柄が好転する光景を見て、「悪魔であっても、いつでも善人に変わり得る」と、心から信じることが出来た。――しかし、その時は「同時に、善もまた容易に悪に戻る」ことには、気がつかなかった。

また、彼にとっては、患者たちと職員が音楽と同じように、スポーツにおいても気軽に付き合い、気軽に助け合う光景を見るのは、この上ない喜びであった。そして、その生きた証明として、野球クラブ、ゴルフクラブ、バスケットボールクラブ、バレーボールクラブなど、さまざまなクラブが誕生したのである。また、弓道部やアーチェリークラブという、過去には考えられもしなかったクラブも誕生した。

他方では、我らがギャンブラー氏は、患者たちを送迎用のバスに乗せ、競艇や競輪、競馬場へ同行し、好きなだけギャンブルを楽しんで帰って来ていた。しかし、彼は、「このままの状況を続けるのは困難であろう」と考えていた。「患者の生活状況や精神状態が、改善している限りにおいては、患者の活動性や回復力が上昇していくであろうが……しかし……」と、不安がよぎることもあった。

彼は、「患者の心身の状況をこのまま維持できるのであろうか」と、常に不安を払うことが出来なかった。彼は、毎日、自問自答を繰り返していた。「このような良い環境や状況が、このまま続くのであろうか？　否、続かないだろう」と、毎日、何度繰り返しても、答えは否定的であった。

「働く理由がない！」

患者にとっては、数えきれないくらいの新しいレクレーションや活動があったが、お金を得るためには、働かなければならないという現実には変わりなかった。しかし、患者にとっては、働かないで病院内にいる方が楽であった。いつもと同じように過ごすということだ。

彼らは、毎日、どんな仕事にも就かないで、決まって当たり前のように差し出された3食を受け、午後は昼寝をして過ごすのが、与えられた自然な生活として捉えていた。彼は、常日頃から、彼らに「働くっていいことだよ」と働くことを勧めていたのだが、「どうして働くの？　働く理由がないじゃない。今の生活に何も文句はないよ」と、答えるのがこれもまた当たり前になっていた。

そこで彼は、患者たちに「ハングリー精神」を持つような体験をして貰おうと考えた。外の社会の人たちは、どのように生計を立てているのかを知って貰おうと考えたのである。彼は、「患者たちが外の社会の現実を知れば、欲しいものも出てくるであろうし、欲しくなれば働かないと手に入らないということを知るであろう」と考えた。なぜなら、「このままの生活を続けていけば、いつしか、再び人間ではなくなり、必ずや、もとの豚小屋生活に戻るだろう」と感じたからであった。

そこで、ある日曜日に、動物園へ行くことを提案した。「休日の動物園であれば、多くの家族が集まって来て、家族そろって美味しいものを食べたり、楽しい遊具で遊んだり、さらに、おもちゃを買ってもらったりする光景を目にするだろう。そしたら、どうしたら欲しいものが手に入るのかがわかるか、そこまで行かなくても、少しは聞く耳を持つだろう」と考えた。

しかし、休日にこの企画を実行するには、どうしても他の職員の手助けが必要であった。そのために、長い時間をかけて議論がなされた。その時院長は、彼に向って「君の計画は、良くわかった。しかし、休日に職員を出勤させるとなると、休日手当が必要になるんだよ。いつも休日には、最低限の職員数で病院を回しているんだよ。職員だって、休日を家族と共に過ごしたいという要望もあれば、権利もあるんだからね。これが、職員の自然な気持ちであるとは思わないかね？」と、釘を刺したのである。

彼は、現実的には院長の言うことには、かなりの疑問があった。彼は、心の中では「建前としてはそうであっても、現実的には家族と共に休日を楽しんでいる職員なんて、半分以下ではないですか」と、思っていた。とは言っても、先立つモノのためか、職員たちの認識の違いをわかっていたためか、了承は得られなかった。そこで、「男子職員と言ったら、日曜日は1日中パチンコに行っていますし、職員の4分の1は家族がいません。あとの4分の1だけが家庭持ちですが、彼らの子供たちは、成長して家族とは別々に休日を楽しんでいますよ」と言った。

これに納得した院長は、出勤可能な職員に「半年に1回でいいから、協力してくれないかな」と、頼んだが、全ての職員たちは、「無理ですよ。毎日、これだけ仕事が増えているのですから」と、頑として日曜出勤を拒否した。

これには、院長の言によれば、「今までの精神病院といえば、どこの医療機関へいっても役に立たないか、働きたくない人たちが終着点として勤めるというのが一般的だったんだよ。だから、仕事といえば、患者が逃げ出さないようにする監視だけ。当然、俸給も少なく、社会的評価も低かった。ほとんどの職員は、その精神病院に勤めていることを世間から隠すために、病院前の停留所では降りずに、一つか、二つ前の停留所で降りるくらい、世間体をはばかっていたんだ。安月給のため自己評価も低く、仕事にもプライドなど持てなかった。

そこで僕は、まずは『生活の向上』ということで、給料を大幅にアップしたんだよ。急に給料がアップしても、趣味もなくプライドもない彼らだったので、結局は、貯める職員とパチンコや競輪競馬などに使ってしまう職員とになっていき、〝給料を高く要求する〟というプライドだけが残ったんだよ。だから、今回の日曜出勤に関しても、お金に対しての拘りだけが強く、やる気なんてまったく無いんだよ。お金は、十分足りているし、要するに働きたくないんだよ。ただ、やる気のある方は、周りの連中を気にするからね。病院に、お金のゆとりがないわけじゃないけど、相手次第っていうことだね」と、いうことであった。

いずれにしても、職員たちは、日曜出勤を拒否したため、彼は、他の方法を考えざるを得なかった。そこで考え出したのが、看護学校の学生たちのことであった。彼は、院長に「看護学校の学生に、アルバイトとして頼むのはどうでしょうか。彼女らは、准看護師の免許を持っていますし、法的には問題ないのではないでしょうか。院長も私も、学校へは講義に行っていますし」と言った。

院長は、快く同意してくれた。「それはいい考えだ。おまけに、バイトであれば、予算も安くて済むからな。すぐにでも、教務主任に頼んでおくよ。君は、計画を練るのに専念したまえ」と。そして院長は、「勿論、君も患者に付き添うんだよな。責任は重いぞ」と、笑いながら後押ししてくれた。

「しかし、心配しなくていいからな。もし、何か事故があっても、僕が責任を取るようにするからな」と、満足げに共同作業にしようと表明してくれた。「院長には、ご迷惑をかけられませんよ。私の責任で行わなければならないでしょうから、ちゃんと、責任もって行ってきます」と、彼は答えた。

兎にも角にも、この計画も了承され、彼の休日は、1カ月に1日になってしまった。余談のようだが、彼には、ガールフレンドと会える日は、うまくいって、月1回、夜などは数時間しか自分の時間がなくなっていた。しかし彼は、このような状況であっても、むしろ喜びさえ感じていた。彼を支えたのは、この病院を「患者中心の病院」に創り直すという大きな希望である。

結果として、大事な休日がなくなり、彼は、患者と看護学生を伴って、毎日曜日、遊園地や動物園に出かけることになった。しかし、患者たちは、まったく不平不満を持たず、好奇心さえもたなかったので、彼の予測はまったく外れてしまった。

金魚が飼える病室のために

患者たちの興味と好奇心は、むしろ〝新しい人たち〟〝純粋な心の持ち主〟即ち、そこに遊びに来ていた子供たちに向かっていた。子供たちは、親しげに近づいていきて、ゲームやソフトボールに誘ってきたのである。そして、長い間、この子供たちと遊び続けていた患者たちは、いかにも幸せそうに、子供たちとの遊びを楽しみ、名残惜しそうに「遊んでくれてありがとうね。本当にありがとう」と、お礼を言っていた。

患者は、以来、何処へ行く時も綺麗に着飾っていくようになり、そして、その前には必ず入浴してから出かけるようになった。さらに、一般社会での振る舞い方、一般社会の人たちとの付き合い方、特に「健常者」と言われる人たちとの付き合い方の講義を、こぞって受けるようになった。

当初は、患者たちが外へ出ると強力な向精神薬のため、明らかに〝精神病患者〟として見られていた。しかし、自由に外へ出ることが出来るようになってからは、強力な向精神薬で抑えつける必要もなくなり、薬は減量され、全く健常者とは見分けがつかないくらいになっていった。

しかし、他方では、患者たちにとって、既に確固たる習慣になっていることがあった。いつも、必ずしも、トイレで用足しをするという習慣がなかったことだ。もよおせば、平気で大きな木の後ろで済ませたり、家の裏で済ませたりすることであった。当然、用足しをした後も、手を洗う習慣がなかった。公衆のトイレに入った時でさえも。

ちょうど、動物園に行った時に、ある子供たちから「お兄ちゃんたち、どうしてトイレの後、手を洗わないの？」と、聞かれた。患者たちは、うろたえるように「お兄ちゃんたちはね。どうして手を洗わなければならないのか、知らなかったんだよ」と、いつもは質問されても無視してしまうのが習慣になっていたが、必死に答えていた。

結局のところ、患者たちに、遊園地で現実の社会を体験させることにより、ハングリー精神を養うのには成功しなかった。そのため彼は、直接、デパートに連れ添うことを考えた。しかし、そこでも遊園地と変わりはなかった。彼らは、欲しい物を買うという体験をしたことがなかったし、〝欲しい〟と何かを望むことさえも忘れ去っていた。

ところが、一人の患者が、信じられないくらいに金魚に興味を持ち、そして、どうしてもそれが〝欲しい〟と思ったのであった。とても、彼の持っているお金では買えない金額であった。そのため彼は、デパートの売場で大好きな金魚を見るだけで満足しなければならなかった。しかし、遂にその時が来た。彼は、「この金魚が欲しいな。これを買うためにもっとお金が欲しい」と思ったのだ。間髪入れず看護学生の一人が、「もし、あなたが働いてお金を儲ければ、どの金魚だって1匹じゃなく、2匹でも3匹でも買えるんだよ」と、助言するかのように伝えたのである。

その患者は、「働く！　どんな仕事でもしてお金を稼ぐから」と、言いながら、何度も何度も金魚鉢の中の金魚を見直して、その足で生活療法室へ飛び込んで行き、「明日から仕事に行きます。仕事場へ連れて行ってください！」と叫んだのである。

生活療法室長は、「しかし、急に仕事に行くと言っても、どんな仕事が出来るかわからないし、君に合う仕事を探してみるから、少し待っていてくれないかな」と、待機を指示したのであった。

病院の中で会社設立

こういうなかで、病院の活気も出てきて、協力者も増えてきていた。そんな時、院長は、何人かの職員を集め、病院の中に小さな会社を設立した。この会社もまた、「患者による、患者のための会社」として創られた。数名の職員がこの会社に加わってはいたが、彼らの役割は、あくまでも助言と危険防止のためだけであった。その会社は、比較的、熟練の必要が少ない、家具を作るための木工場として出発した。そして、着実な成功を生むために、単純で複雑ではない家具を作る「下請け工場」ではあったが、あくまで、「独立採算制」で行くように設立された。

幸運なるかな、先の金魚をこよなく愛した患者は、その会社の入社試験に合格した。彼にとって働くというのは、人生で初めてのことであったため、毎日の仕事は、この上ない過酷な任務として感じていた。そのため、職員が、「毎日毎日、続けて働けばお金は貯まっていくし、お金が貯まれば、君の大好きな金魚が買えるんだぞ」と、元気づけるのも仕事となっていた。これに対して彼は、「1月働けば買えますよね？　1月頑張って働きますよ」と、一人でデパートに出かけて、1匹の金魚を注文して来た。しかし、他方では看護学生が、「1匹でも2匹でも買えるんだよ」と言った言葉を忘れてはいなかった。「1匹じゃ寂しいだろうから、2匹飼おう」と考えるようになり、職員にも、毎日毎日、同じように「2匹飼えるまで一生懸命頑張ります」と、働き続けた。そして、働き始めて2カ月後、彼の部屋には、2匹の金魚が泳ぐようになっていた。飼い主となった彼は、職場の〝主任〟を命ぜられていた。

病院の、しかも病室の中で生きものを飼うということを始めたのは、まさに歴史的にも、この患者が初めてであった。このようなことは、病院創立以来、許されたことはなく、このような「大業」を成し遂げたのは、彼が初めてと言えよう。

彼は、「この病院は、確実に新しい世界に生まれ変わったんだ」と、確信した。その工場の仕事は、患者たちにとっては、かなり危険なところもあった。電気ノコギリなどは、その代表的なものである。だが、常に職員が付き添って管理する必要もなく、誰一人として怪我をする患者はいなかった。社員の数は、増える一方で20人にもなった。会社設立以来、経費を除いたあとの収入は、全て平等に患者が受け取るというシステムであった。

ある日、患者の一人が、彼に「もっと、多くの新しい仕事を請け負うべきではありませんか。みんなもっと働きたいと言っていますよ」と、提案してきた。そして、その患者は、先に出てきた国際的に有名な、大モーターサイクル・自動車会社の社長に電話をかけたのである。どうして社長と直接、電話が出来たのか誰もが知らない謎であったが、その社長から「数日以内に、仕事を用意することを約束しましょう」という返事が返ってきたのである。

会社が大きく成長するにつれ、病院の近所の人たちからも、「景気が良くないので、働かせてもらえませんか」と、要望があった。勿論、院長は、即断即決でその人たちを雇い入れることにした。もはや、近隣の人たちと病院との忌わしい関係は、過去のものとなっていた。

これは、全て患者たちが、近所の小さなお店へ買い物に出かけたのに端を発していることは、言うまでもない。

今や、遂に患者たちは、近所の人たちと同じところで同等に働くことになったのである――一時には、最も深く疑われたり、憎まれたりしてきた病院の患者たちと近所の人たちとが、いわば現場主任、先輩、同僚として付き合うことになったのである。

患者の社員と病院近所の社員が増えるにつれ、下請けの仕事量は増え、仕事の内容も複雑になってきた。当時は、「向精神薬を飲んでいる患者に、複雑な仕事を任せるなんて無謀だよ」という陰口も叩かれていた。しかし、精神科医たちが、徐々に薬の量と強さを減らしていったところ、患者たちにも、実に複雑な作業が出来るようになっていった。かの自動車会社からの複雑な仕事においては、その会社の外注してきた従来の下請け会社より、閉ざされた世界で生きてきた患者の方が、不良品・不合格品を出すことが少なくなっているということもあった。

そのため、医師にとっては、慎重すぎるくらいの処方が求められた。より慎重な治療の管理をするため、彼は、毎日、昼夜なく患者の部屋で患者と共に生活することにした。余談ではあるが、同室の患者から借りた下着を媒介にして、彼は、〝陰部頑癬症《いんぶがんせんしょう》〟いわゆる陰金田虫《いんきんたむし》に感染し、以来、耐えられないくらいの痒さに苦しむことになった。結局のところ、その白癬症は、完治するまで20年以上もの間、彼を苦しめ続けた。美しく表現しようにも、頑固な陰部の皮膚病に悩ませられながら、当時のことを想い起すくらいであった。

第5章　病棟の中の悲惨な事件

外出中の行方不明

10年以上もの間、頑強に閉じられてきた鉄の扉が開かれ、新世界が到来した時、そのようなことを経験したことのない患者たちは、毎日、どのように過ごしたらいいのか、まったくわからない。ただただ、右往左往するばかりであった。

そのため、患者ならずとも職員に至るまで、多くの事故を体験した。全ての人たち、職員だけに留まらず院長や他の医者たちも、どんな状況が起きるのかわからず、常に警察とも連携を取りながら、ハラハラしながら病院の中で働いていた。

患者たちが自由に病院の外に出始めてから、彼らにとっては、家族と会ったり、特に両親と会ったりすることが当たり前となっていた。しかし、多くの患者にとっては、長い年月を経るうちにめったに訪れる人もなく、その入院生活の間に両親が他界してしまったり、あるいは身内が遠くへ引っ越ししたりしていた。

ある日、一人の男性患者が、午後の買い物に出かけたきり、帰院時間を2時間超えても戻っていないことが判明した。心配した院長は、すぐに警察へ捜索願を出したところ、ほんの数時間後に警察から連絡が入り、「街中を歩いている、言ったら悪いですが変な男がいるんですが、先生の所の患者ではないでしょうか」と、いうことであった。院長と彼が即刻、警察署に赴いたところ、その患者が首をうなだれて座っていた。患者は、院長を見つけるや、オイオイ泣きながら訴えた。

「ごめんなさい、済みません。僕、自分の家を探し回っていたんです。でも、あっちこっちと歩いて回ったのですが、僕の家を見つけることが出来なかったんです。そのうち、お腹がすいてぺこぺこになったんですが、誰の物も盗んだりしていませんから。だって、そうでしょ。院長先生は、いつも他人の物を盗んではいけないと言われてたから」

40歳の患者であったが、院長に対してまるで子供のように訴え続けた。警察では、「ご苦労さんですね。大変な仕事をやっておられるのですね」と、労《ねぎら》いの言葉をもらって、何の調書や取り調べもなくそこを後にした。

警察署を出るや院長は、「ラーメンでも食いに行こうぜ！　腹ペコじゃ、何にも出来ないや。オレのおごりだ！」と言い、見送りに出てきた警察官は、「事故がなくて何よりでしたね。精神病の患者って聞いた時は、びっくりしたんですが、かなり軽い病状の患者さんなんでしょうね。

たのであった。
適当に調書は作っておきましょう。気をつけてお帰りください」と、終始、優しく対応してくれ
「大変お世話になりました。今後とも、よろしくお願いします」と、院長と彼は、深々と礼をし
て、これからのことも考え、お願いしたのである。

ラーメン屋についた三人は、みんなうまそうにラーメンをすすった。しかし、突然、我らが患者は、「本当に済みませんでした。僕は、ただ、お母ちゃんに会いたかっただけなんです。済みません、済みません。ただ、お願いですから、保護室にだけは入れないで下さい！　本当に反省していますから」と懇願した。彼は、「心配しなさんな、保護室なんて入ることはないから。ただ、外へ出るときはね。必ず、バス代は持って行かないとだめだよ」と、優しく伝えた。

この出来事の一つの結果は、警察署と病院との友好的な関係を創り上げたことであり、もう一つの結果は、「ルールを破った時には、必ず保護室へ入れる」という習慣がなくなったことであった。病院のルールは、患者中心へと形を変えて行ったのである。

ストリートガールに戻った患者

患者たちが、入院前にどのような職業を体験したり、見てきたりしたかというのは、決して小

さな問題ではなかった。何しろ、400人以上もの患者が住んでいたから、どんな職業があっても不思議ではなかった。

女性患者の何人かは、入院前の10代の少女時代に夜の街角で、ストリートガール（娼婦）を行って生計を立てていた。

当然ながら、自由に病院から外へ出られるようになれば、もとの仕事に戻っても何ら不思議ではなかった。彼女らは、長い間、閉鎖された病院の中で生活していたので、もとの仕事に戻っても信じられないくらいの安い料金で身を売っていた。次から次へと、物欲しそうに歩いている中年の男性に声をかけ、「オジさん、アタイと遊ばない？　安くしとくわよ」と。

声をかけられた男性は、「いくらなんだい？　1回いくらで付き合ってくれるのかな？」と、誘いに乗ってきた。彼女らは、「3000円でいいわよ。もし、高いと思ったら少しくらいは、まけてもいいわよ」と、ストリートガールの料金としては、余りにお安いため、次から次へと常連客がつき、彼女らにとっては、かなりのお金を稼いだのだ。

しかし、何でもそううまくいくわけがない。その周辺を縄張りにする所謂、ボスの目に入ってしまった。一度目をつけられると、容易には見過ごしてはくれないのがこの世界の仕来たりであった。この連中は、彼女らに「ワシらは、この辺一帯を守ってやっているもんじゃがのう。オマエさんら、新入りみたいじゃが〝みかじめ料〟払ってもらわんと困るんじゃがのう」と、裏の社会の連中から〝ショバ代〟を求められた。もちろん、否応なしに払うのが、その辺の社会の仕来たりでもあった。

彼女らも、もとより、その業界ではプロであったので、彼らが何を要求しているかという意味をすぐに理解できた。「わかったわよ、払えばいいんでしょ。これ全員分の〝ショバ代〟だからね」と、文句も言わないで100円支払ったのである。

これを見た連中らは、大声で怒りだし「何じゃ、これ！　馬鹿にしとんのか！　100円？テメーら100円じゃ、飴玉一つも買えんじゃないか！　ええ加減にしろよ！」と怒鳴った。だが、彼女らは、罵声を浴びせられながらも内心、「何でこいつら、怒ってんのだろう？」と、不思議さと驚きとが混じった気持ちで聞いていたが、「どっちに転んでも、巻き上げられるんだ」と感じるや、一瞬の隙を見つけ交番に駆け込み、警察官に事の始終を話したのである。

これを聞いた警察官は、即刻、病院に連絡した。ちょうど都合良く彼が電話に出た。彼は、内容を聞くか聞かないうちに車に飛び乗って、警察署に向かった。彼は、何度も何度も、「本当に申し訳ありませんでした。二度とこのようなことが起きないように致しますので、本当に何と言ったら良いのか、申し訳ありません。済みません」と、警察官に平謝りに、謝ったのである。まさに、しどろもどろであった。

幸いにも、この警察官も実に親切で優しく、しかも礼儀正しく対応してくれたのであった。しかし、「先生、厳重に管理してくださいよ、お願いしますよ。勿論、処罰なんてさらさら考えていませんから、心配いりませんよ」と、厳しく注意された。また、同じ警察官から、「患者さんたちを病院に連れて帰られていいですよ。しかし、ストリートガールだけは、二度とさせないでくださいね。お願いしますよ！」と、むしろ懇願されたのである。

それにも拘わらず、あれほど警察官から厳しく叱られたことにもこりず、同じ彼女らは、毎日〝仕事〟をするために、路上に立つために外出していたようだ。その事実が発覚したのは、彼自身が〝客〟として、誘われたからである。

ある日、彼は、数少ない休日にデパートへ買い物に出かけた。「ねえ、そこのオニイサン、1時間、たったの3000円にしておくから、遊ばない？」と、よりによって彼に声をかけたのである。驚いた彼は、怒鳴りつけるように、「ここで何をしているんだ！　ついこの前、警察官に説教されたばかりだろう！　法律を無視してはダメじゃないか！　警察官の話を無視してるじゃないか！」と大声で叱った。

再び、彼女らの悪行が発覚したのである。警察官に厳重に指導された後も、毎日のように〝仕事〟を続けていたという。「売春禁止法」が成立する以前から行っていたとしても、もう許される行為ではなかったため、彼女らには、罰則として「10日間の外出禁止」が言い渡されたのであった。ところが、外出禁止になる前に彼女らは、既に一人あたり2万円以上もの収益を得ていたという。

彼女らにとって何よりも幸運であったのは、一人として性病に感染しなかったことである。後で判明したことだが、「私ら、一度もコンドームなんて使わなかったよ。だって、お客さんに悪いじゃないの。それにコンドーム代は、こっち持ちだしね」と言いながら、「外出禁止」の間、彼女らは、お金の計算に明け暮れていた。

アルコール依存症患者の死

病院に、一人のアルコール依存症の患者がいた。そのため、病院の規則として一定の期間、その患者の胸には、「私は、慢性アルコール依存症の患者です。絶対に、アルコールを勧めないでください！」と書かれたバッジをつけなければならなかった。勿論、自由外出の時でも同様であった。そのため、この患者は、何処にいてもこのバッジを着用していなければならず、これをつけていないのを目撃された時は、即刻退院することになっていた。

この患者は、泥酔しても決して暴力的になったりすることはなく、静かに気を失うまで飲酒し続けるだけであった。しかし、彼は、肝硬変症を患っており、それでも飲み続けようとしていたために入院となったのである。勿論、夏の夜のコップ1杯のビールも禁止されていた。

それまでの彼は、18年もの長い間、一度も病院外に出ることは許されず、アルコール依存症への「酒害治療」を受けることもなく、肝硬変症に対する治療さえも行われず、ただただ閉ざされた病棟の中に監禁されていた。

今日では、如何なるアルコール依存症患者であっても、3ヵ月の入院期間中に特別な「依存症治療計画」に則った治療が行われるのが基本となっている。

病院のオープンシステムが進むにつれ、患者は、自由に出入り可能となったのであったが、このアルコール依存症の患者も例外ではなかった。彼は、酒を飲もうと思えば、いつでもどんな酒でも手に入る状況になっていた。しかし、彼だけは、外出時には必ず同伴者がついて行くことが同意されていた。

この依存症の患者は、根っから他人を気持ち良くさせる性格で、そのため一切の飲酒をしない時でも、いつも他の患者や職員を笑わせたりして、幸せな気持ちにさせてくれていた。この患者は、物心のついた頃より飲酒を始め、以来、毎日1日中飲んでおり、見るに見兼ねた両親の要請により入院したのが始まりで、18年もの間、病院の閉鎖病棟に閉じ込められていた。

両親は、「あの子が、家のすぐ近くに病院があることを知ったら、昼間は、家で酒を飲んで過ごし、素知らぬ顔をして病院へ戻るだろうから、絶対に病院の場所と家のことを教えないでほしい」と言っていたという。そのため彼は、自分の家は、病院からはかなり離れたところにあると信じていた。入院当初は、彼の入院に関して家族・親戚の誰も異論を唱える者はいなかったようだ。それもそのはず、彼は、飲酒した時に間が差したのか、何か大変な悪事を働いたという。

ある日、入院以来18年ぶりに病院の外へ出た時、彼は自分の家が歩いてわずか数分の所にあることに気がついた。これまでの間、家族は誰も面会に来てくれず、しかも誰もこの事実については教えてくれなかったので、「自分の家が目と鼻の先にあった」ことを受け止めるのには、言葉に表現できない悔しさが込み上げてきた。さらに、彼の入院後、両親は既に他界し、彼の受け継ぐはずであった全ての財産は、彼の一番若い弟が受け継いでいた。

病院のオープンシステムが始まった頃は、自分の家の前に行き、自分の家を見ていただけであり、絶対に中へは入ろうとしなかった。それには、主治医から、「絶対に家には入ってはいけないよ。この家は、もう君のものではなくなってしまい、弟家族が暮らしているのだからね」と、きつく言われていたからである。

しかし、時の経つうちに、弟から「1カ月に2日間程度でしたら、外泊を受けようと思うのですが」という申し出があった。だが、「あくまで、絶対に酒を飲まないという条件で外泊を受けましょう。もし兄が一滴でも酒を飲んだら、一切の外泊はなかったことにさせてください」との条件をつけられた。

患者もこの条件を飲んで、外泊を楽しみにするようになってきた。彼にとっては、自分の家で家族と共に、たとえ短時間でも一緒に過ごせるというのは、何ものにも替えがたい喜びであった。

この外泊中である。突然、彼は「ちょっと欲しいものがあるので、すぐそこの店へ買い物に行ってくる」と、言い出した。家族は、「また、酒に走るんじゃないだろうか」と、生きた心地がしないくらい心配したが、「帰ったぞ、お菓子を食べたくなってな。そしたら、見たこともないお菓子があったので買って来た。一緒に食べようぜ」と、いうことだった。こうして毎回、外へ買い物に出かけたが、その度ごとに家族の心配をよそに、一切、飲酒はせずに帰っていたという。

同じような外泊が6カ月続いた時、誰もが「あいつは、もう二度と酒は飲まないだろう。絶対に飲まないだろう」と信じるようになっていた。このような時に、彼の弟から、「もう少し長い外泊を試みたいと思うのですが、よろしいでしょうか？」という申し出があった。主治医は、その場で許可を出した。

このニュースを聞くや、彼は、喜び勇んで家に飛び込んで「ここに、オレのベッドが来るんだ！　そのオレのベッドで寝るんだ！　オレの部屋のオレのベッドで眠るんだ！」と、子供に戻ったように家の中で転げまわっていたという。弟は、「18年ぶりに、自分の家になったのだから、子供みたいに喜んでもおかしくないよな」と、家族と話し合ったという。

しかし、その夜、弟から病院に、「兄は病院に帰ったのでしょうか？　夜になっても家に帰ってこないんです」と、問い合わせがあった。

「兄は、いつものように買い物に出かけたんですが、いつものように家に戻って夕食をみんなで食べて、その後、少し散歩に出て来ると言って出たまま、6時間経っても戻ってこないのです」ということであった。そして万一を考えて、即刻、警察に捜索願を出し、一晩、警察からの連絡を待ったのである。

翌早朝、警察から病院に、「誠に申し訳ありませんが、昨日、捜索願を出された患者さんだと思いますが、家の前にうつ伏せになっていますので、検死をお願いしたいのですが」という連絡が入った。彼は、即刻、迎えに来たパトカーに乗って、現場に急行した。確かに、その患者であった。アルコール漬けの標本のような顔をして、路面に倒れていた。

検死が開始された。「この患者は、かなりの飲酒をして泥酔状態で家に到着したようである。この患者は、この石につまづき、滑っている。余りにも冷たく、そのまま眠ったようである。その結果、凍死と判断される」。このように、検死結果がまとめられ、結論が出された。

彼は、「もし、閉鎖病棟にいたら、死ななくても済んだのではなかったのか」と感じたが、「いずれにしても、20年分の酒を一夜で飲んでしまったということは、確かなことかもしれない。彼の最後の晩餐に相応しいのかも」とも思った。

責任を感じた彼自身の結論は、「これを機会に、一切、アルコールを断つことにする」というものであった。以来、彼は〝アルコール・アレルギー体質〟となったのだ。

「尻電」事件

病院は、今や患者のみならず全ての人たちにとって、新しくより良い環境へと進んでいた。だが、にも拘わらず、依然として患者の上に君臨し、ちょっとした患者のミスに対しても、かの過酷な電気ショックを与える職員が存在していた。このような行為は、未だに暗黙の了解を得た行為として認められていたのだ。厳格な病院のルールとして、しかも、院長命令として禁じられていたにも拘わらずである。

ある暑い夏の夜、患者らの何人かが「消灯時間が過ぎても暑くて眠れない」と、病棟の隅で花札をしていた。勿論、彼らは、小さな声で誰にもわからないようにゲームをしていたが、勝負になるとついつい興奮し、声が大きくなっていき、「オレの勝ちだな。オマエなんか全然、点を取れてないじゃないか！」と、勝ち負けにひたっていた。

不幸にもこの声を、過去の遺物と言われていた悪徳看護師に聞かれてしまった。「テメーら、何やってるんだ？　病院の規則を破ったんだぞ！　すぐに腹ばいになれ！」と、まず一人ずつ頬を数発殴られ、腹ばいにさせられた。「はい！　わかりました！　済みませんでした！」と。

おどおどと怯えながら、彼らは、過去の経験から次に何が起きるかを十分に理解していた。逃げ足の早い患者は、すぐに自分のベッドにもぐりこみ、かの〝刑罰〟から逃れられたのだが、他の人は、もしも逃げたことが判明した後の「さらに厳しい罰」を恐れて、逃げ出すことが出来なかった。

そして、その職員は、「ケツを出せ！　ションベンたれると床が汚れるから、寝間着を下に敷いて腹ばいになれよ！」と叫んだ。怯えて下着をおろせない患者には、無理やり引っ剥がすようにパンツを脱がせ、自分で脱いでいた患者も既に、尿を漏らし始めていた。その間、看護師は、電気ショック療法機を準備し、いつでも通電できるようにしていた。

2本の通電装置を取りだし、電気がよく通るように患者のお尻に点滴用の生理食塩水をばらまき、一人ひとりお尻に10分間ずつ、100ボルトの通電をし始めた。勿論、麻酔などはない。通常の電気ショック療法では、本来、慎重に適応患者かどうかを確認した上で、静脈麻酔で意識のない状態にして、額に10cm間隔の場所に100~120ボルトで、約10秒程度通電し、全身のけいれんが起きたことを確認して終了する。この当時でも、治療効果的にも外見的にも、余りにも非人間的であるということで、ほとんど行われなくなっていた。

この患者たちにとって、麻酔もなく、しかも治療的方法である額に通電されたのではなく、お尻に、しかも10分間も通電されたのであるから、その苦痛たるや想像を絶するものであった。この感覚というのは、自ら数秒だけ経験した彼が言うには、「あたかも、直径1メートル、長さは5メートルくらいのバットで、お尻から下を殴り続けられたような感覚を受け、上半身は、耐えられないくらいの痛みが頭の先まで走った」とのことである。実際は、これが10分間も続けられたのであるから、苦痛を超えた苦痛であった。

勿論、これは治療ではなく、許されないただの暴力的な処罰行為であった。このような「処罰」が、患者が人権を獲得するまでの長い間、職員のある種のサディスティックな楽しみとして行われてきたのである。

通電されるや否や、患者の苦痛を表す声は、全病棟に響き渡るくらいに続いた。そしてこの声は、苦痛に耐えかねた患者が意識を失うまで響き続けたのである。

この声を聞きつけた夜勤の全員の職員が、この現場に駆けつけ、この光景を見て「何をやってるの？　こんなことはこの病院では、既に絶対禁止とされているはずですよ！　すぐに院長に報告しますからね！」と告げた。

だが、そこに集まった職員たちは、かつてこのような過酷な処罰を行い続けることを院長に主張していた。その彼らは、患者の誰もが文句ひとつ言わないことをいいことに、既に10年以上も、同じことを行ってきていた。彼らは、オープンシステムになってからさえも、「今度の院長になってからは、仕事が増える一方だ。人権だか何だか知らないけどこの病院には、この病院のやり方があったのに、突然やってきて、開放やら言い出してたまったものではない」と、基本的に反対の立場を取っていた。

しかし、院長は、全て彼らの言動を知っていた。「もし、私が君たちの患者さんたちに対する行動を警察に通報したら、君たちは、そのまま逮捕されるだろうね。それに、君たちが、病院での勤務中に酒を飲んでいたのを見ているんだよ。この行為は、法的にも病院の就業規則でも、固く禁止されていることだよね。もし、私が君たちの行動を許したとすると、私も逮捕されることになるんだよね。だから、君たちが穏便に済ませたいと思うのであれば、このまま、即刻、病院を去ることだね」と院長は言った。

院長は、彼の方を向いて、「病院の中からゴキブリ職員が減るというのは、なんて嬉しいことなんだろう！　しかし、君も、僕も、もっともっと厳しく仕事をしなければいけなくなるだろうな。そうは思わんかね?」と話しかけた。

しかし、その夜、彼は、怒りを抑えることが出来なかった。そして彼は、怒りを込めて実際にその行為を行ったゴキブリ職員とその仲間たちを、殴り飛ばしたのであった。これに対抗して、ゴキブリ職員も殴り返そうとしたが、泥酔状態であったため空振りで終わった。

惨めな患者の状態を見るにつけ、弱い立場の患者の姿は痛々しかったので、彼は、安定剤の注射を行い、彼らを安らかな眠りに導いたのであった。

芸術療法を行う「若き秀才医師」

時を経るにつれ、かなり優秀と評判の高い、新しい医師が赴任してきた。その医師は、他人とは余り交流をもたず、自らの感情をも表に出さないように感じられ、常に冷静沈着にみられていた。そのため院長からは、「今度来たN先生は、かなりの秀才だから、いろいろ学ぶことがあると思うから、彼からより多くのことを学ぶように」との助言があったくらいである。

N医師は、赴任早々、芸術療法を開始した。毎日、全ての担当患者に絵画療法を行っていた。実に、仕事熱心に見え、休息さえも取らなかった。めったに他の医師と付き合うことがなく、ほとんどの時間、一人で過ごしていた。

唯一、その医師が他の医師と付き合うのは、酒を飲みに行く時だけであり、飲みながらも、先輩の医師さえ理解出来ないような精神医学の討論を持ちかけていた。さらに、先輩の医師の誘いで、ナイトクラブに行った時でさえ、ホステスが話しかけようがまったく無視し、一切話そうともしなかった。

その医師は、誰に対してもあまりにも硬い感じを与えていたため、院長は、「あの若い医者を何とかして緩めて、少し心を開くようにしなければいけないな。そうだ。今度、看護学生を呼んで、一緒に、飲みに行こうか？　どれだけ堅物でも少しは柔らかくなるだろう」と言った。

そして、26歳から30歳くらいの看護学生を招いたのである。彼女らは、各自、病院で働きながら看護学校へ入学した学生であったため、医師の扱いには、患者の扱いと同じようにかなり慣れていた。

院長は、「あの医者は、人間関係をつくるのに、もっと融通性がなければいかんと思ったので一つ計画をたてたよ。夕方に集まり、最初は彼を中心にして話を盛り上げるようにする。そして、僕ら男性がその場から消え、最後には、彼と一人の学生と二人きりにしてみようじゃないか」という。計画は、うまく進んでいくように思われた。その医師と看護学生だけが、最初のナイトクラブに残り、他の医師たちや学生は、別のナイトクラブに移動した。その医師にとって、一人の女性と二人きりで話すのは、初めての体験であった。

彼は、緊張を和らげるために、次から次へと飲み始めたのだった。他方、彼女の方は、何か楽しい、興味ある会話を求めていたにも拘わらず、彼は、へベレケになるまで飲んでいた。そして、突然彼は、「汚い気の狂った奴らと付き合うのは、もう、うんざりだ！　あの、狂った奴らが！汚い狂った奴らめ！」と、大声で叫び出したのである。

「ここの狂った奴らと、大学の患者とでは、大違いだ！　ここの奴らは、マナーも知らない奇妙で、変な奴らばかりだ！　奴らなんて、絵を１枚描くこともできない！」と続けた。

クラブのオーナーやウエーターは、怒鳴り続けるこの医師を鎮めようと、何度も何度も説得しようと試みたが、まったくの効なし。おまけに、この光景に耐えかねた同席の看護学生は、遂に泣き出してしまった。思い余ったオーナーは、院長に連絡し、助けを乞うたのであった。

院長がクラブに到着した時、かの若き秀才医師は、依然として大声をあげ叫んでいた。院長の姿を見るや、「おい！　院長様よ！　何でオレ様に、あんな汚い狂った患者と付き合わせるんだよ。それに、何でオープンシステムなんていう馬鹿げたこと押しつけるんだよ？　その理由を知りたいね」と、くだを巻いてきた。

この言葉を聞くや院長は、その若き医師の腕を背中の方にねじあげ、クラブから引きずり出し、そのまま病院に連れて行き、拘束衣を着せたのである。これを見ていた職員たちは、みんなショックを受けてしまった。「芸術療法を行っている偉い先生が、こんな言葉を吐くなんて。患者のことをこんな風に思っていたなんて」。

そして院長は、この若き医師に、「大学へ戻りなさい！　戻るべきだよ！」と、告げた。その後院長は、彼に「君がこの病院に赴任して来た時、てっきり君は、そう長くは勤めないだろうと思ってたよ。どうしてかというと、この病院には、君の嫌うことが山ほどあったからね。おまけに君は、大学時代、全学連の重要人物であったことも知っていたしね。だからまず、君がこの病院で、何らかの反対運動をしでかすのではないかと心配してたよ。それが何と、君の患者への対応を見て驚いた。これほどまでに、病院を患者のために改革してくれるとは、思いもしなかったよ」と、かなり長い話をしてきた。

こういうなかで、院長は、突然、「君を精神科医長にしようと思うんだが、受けてくれるかね」と言ってきた。「えっ！　本当ですか？」。「ウソなんか言わないよ」。「ありがとうございます。一生懸命頑張ります」。「そうか、受けてくれるか」。

ということで、彼は、精神科医長という管理職となった。

（注　しかしながら、当時、副院長席は空席でありながらも、彼を副院長にしないで、「精神科医長」に任命するというのは、彼を「管理職」に据えるだけが目的で、管理職にしておけば法的に労働運動には参加できないため、労働運動に参加しないようにするだけの予防策であった。それだけ院長は、彼の労働運動でのリーダー性に対して、恐怖を抱いていたことになる。彼は、医長という管理職になることにより、労働運動に関しては、まったく手足をもぎ取られたのと同じになった。さらに、副院長席を空席にしたままの医長というのは、発言権もなく、全て院長独裁となっていったのである。しかし、彼は、このような実態に気づいてはいたが、このことだけについては、〝黙して語らず〟を貫き、ありがたく〝医長職〟を頂戴した。）

化粧品泥棒の正体

オープンシステムが新しく変貌していくに伴い、患者たちは、周囲への気配りをするようになり、そのため、「個」としての独立心が芽生え始めてきた。一人ひとり興味を持つものも異なり、ある患者は、化粧品を注文したり、ある患者は、新しいファッションの洋服を注文したり、また、ある患者は、新しい靴やハンドバッグを注文したり、人それぞれとなっていった。旧き病院にあっては、ひと塊として扱われてきたが、今や個人として扱われるようになったのである。

こうして、患者たち一人ひとりの格好も異なるようになり、全員坊主刈りであったものが、一人ひとり異なったヘアースタイルとなり、「患者は臭い。精神病院の患者が通ると匂いでわかる」と、言われていたのも昔話となり、いろいろなコロンやトニックを買い、自分の個性的な「匂い」を持つようになった。勿論、自分の稼いだお金を使ってである。

ある日、アルコール依存症の患者が、酔っぱらってヘベレケになって、外出から帰って来た。勿論、罰則として、10日間の外出禁止を言い渡された。この患者が外出禁止になって以降、病棟内で奇妙な不可解な出来事が起こった。各々の患者が持っていた、全てのヘアートニックやアフターシェービングローションなどが、病棟内から消え去ったのである。みんな総出で、なくなったものを探し始めたが、やっとのことで見つかったのは、病棟の外に捨ててあった空っぽのビンだけである。

この不思議な現象の答えは、すぐに解明された。なぜなら、かのアルコール依存症の患者が、全身からトニックやローションの香りを漂わせて、気持ち良く眠っているのが発見されたからである！　彼が病棟中の、コロンやトニックを全て飲んでしまったのであった。しかし、笑い事では済まされないくらいに、強力なアルコールを飲んでいたので、急性アルコール中毒に陥っていた。即刻、医師の指示で解毒剤の点滴が行われ、強心剤の注射も使用された。

状況を観察されること数時間。彼は、甘い香りをした吐息で大あくびをして目を覚ました。彼は〝しらふ〟になった時、「先生、ごめんなさい。ヘアートニックやらローションから、マニキュアのシンナーまで飲んでしまって」と、ひたすら謝った。まさに、幸運にも命を落とさずに済んだが、罰則は罰則であり、20日間の外出禁止措置となってしまった。

それにしても、盗まれ、飲まれてしまった被害者たちの怒りは、簡単には治まらなかった。そこで、被害を受けた患者たちは、夜中にかのアルコール依存症の患者の部屋へ忍び込み、全ての持ち物を持ち去ったのである。彼は、文無しになり、長期に渡って同伴付きの外出が続いたのであった。

以来、彼の名は、〝ミスター・香り〟と呼ばれ、8歳から飲酒をはじめ、48歳で他界するまで飲み続けた兵《つわもの》であった。

天女の舞を最後に自死

ここに記す光景は、誰もが忘れられないくらい、深い印象を受けたものだ。ある日、ちょうどオープンシステムが完成に近づいた時であり、そのため、多くの人たちが出入りを許された時であった。その中で、特にある女性の患者は、外出時、いつも人魚が泳いでいるような光景を想わせるしぐさで外へ出て行き、ほんの少しの時間で帰って来ていた。彼女は、入院以来、誰とも話すことがなかった。

彼女は、ある有名な商家の長女であり、貴族の子女とも言われていた。事実、彼女は、江戸時代より続いている全国でも有名な「姫様道中」というお祭りの主役である〝御姫様〟に選ばれたことがあった。勿論、この美しい〝御姫様〟をひと目見ようと、全国から観光客が集まって来るほどのお祭りであった。

彼女は、まさしく、このお祭りの主役であった。集まった観光客は、みんな彼女の美しい微笑み、豪華で華麗な着物、そして〝高貴〟で近寄りがたい美に魅了されていた。しかし、悲劇が訪れた。彼女が休憩中に手洗いに行こうとした時、酔っぱらいに暴行され、そのまま狂気の世界へ行ってしまい、二度と戻らなくなったのであった。

彼女は、〝高貴な〟生まれの子女であったため、精神病院への入院など許されるべくもなかった。その代わりに、2年以上もの間、自宅の座敷牢の中に閉じ込められる生活を強いられたのであった。勿論、治療を受けることも許されずに。しかし遂には、隣人たちは、このような非人道的な状況を見るに見かね、保健所に通報し、そして法律のもとに、やっと治療を受けるべく精神病院に入院となったのである。

病院において彼女は、常に極度に人を恐れ、特に男性に対しての恐れ方には、想像を絶するものを覚えていたため、容易に彼女に治療を試みることが出来なかった。「如何なる薬も拒絶し続けたため、致し方なく電気ショック療法を繰り返し行わざるを得なかった」と、カルテに記載されていた。

そんなある日、美しき彼女は、突然、全ての衣服を脱ぎ棄て、広大な芝生を敷きつめたところに飛び出した。まるで、天女が舞い降りたようであった。そして、天女の舞が始まり、職員総出で見守ったのである。みんなそれぞれの感動の言葉で、しかも、「何と美しいのでしょう！　この世のものとは思えないほど美しい光景だ！　このまま、時間が止まってくれればいいのに！」と、賞賛の眼で観ながら、誉め讃えたのである。

1時間以上もの間、鑑賞していた全ての職員・患者たちは、身も心も彼女の創造する天女の舞に惹き込まれていた。彼もまた例外ではなく、彼女の舞に惹き込まれ、止めることなどまったく忘れてしまっていた。

しかし、厳しい現実に引き戻された。女性看護師たちが、分け入るように彼女に近づき、カーテンを身体に巻きつけたのである。これを拒もうと必死に踊り続ける彼女に、主任看護師が「すぐに鎮静剤を注射しなさい！　急ぎなさい！」と、叫び、数人の看護師が彼女を押し倒し、馬乗りになり、注射したのであった。

「えっ！　何が起こったの？　どうしたの？　何しているの？」と、未だ彼女の舞に引き込まれ、現実に戻り切れない職員たちもいた。

その時、彼は、「この天女のような彼女は、命の限り踊り続けるつもりでいたのであろう」と感じたのである。しかし、血管の中に薬が送り込まれる間に、彼女は、死んだように眠りに入り、そのまま、病棟内に運ばれた。彼は、「この舞が最初で最後の、彼女の命の表現であったのであろう」と、感じたため、「絶対に彼女は保護室に入れないで。万が一を考え、目が覚めた後も監視し続けて下さい！」と、強調して指示したのである。そして、「彼女は、綿密な計画の元に行動していますからね！」とも、付け加えて、保護室への監禁を禁止したのであった。

しかし、その夜の当直医は、内科医であり、病棟の看護師の意見に押し切られ、彼女を保護室に監禁したのを彼が知ったのは、翌日であった。しかし、それにも拘わらず、彼は、「しっかりと、定期的に見回りをして、彼女の安否を確かめて下さいね！」と、しつこいほど指示確認をした。だが、見回りは一度もなく、意識の戻った彼女は、そのまま、カーテンに首をかけ、自らの命を絶ったのである。

深夜に呼び出された彼は、何度も蘇生術を繰り返したが、二度と彼女の心臓は動かなかった。看護師たちは、涙を流しながら、この舞姫をレースのカーテンでくるみ、「天国で幸せに暮らしてね……」と、優しく言葉をかけ、別れの言葉を告げていた。

人間性を奪う保護室

全ての患者たちは、保護室に対しては恐怖を感じ、嫌悪感さえ抱いていた。こういうなかで、彼は、彼自身でこの保護室体験を行おうと決心した。だがこれは、あくまで1時間の限られた時間のなかの、施錠も行わないという条件であった。

保護室の中は、全てコンクリートの壁で囲まれ、隅に小さな鉄格子をつけた窓があるだけであった。ドアは、10㎝の鉄の扉で、容易には壊れないくらい丈夫に作られていた。3食と紙コップ1杯の水は、鉄格子の窓下につけられた小さな隙間から与えられていた。3食は、毎回、塩でまぶしたオニギリが二つ与えられるだけであった。

トイレは、部屋の中にあり、毛布もなくベッドさえもなかった。そのため、そこでは患者は、コンクリートの床の上で眠らなければならなかった。患者がトイレを使用するたびに、職員が監視と排便の確認に来るが、排便後に手を洗うことも許されず、週に一度だけ温かくしたぬれタオルを3分間使用することが許されていた。患者が薬を飲む時は、紙コップだけが与えられ、水は、トイレに残っているものを使っていた。通常の水分の補給は、職員から1日2度与えられる紙コップの2杯の水だけであった。

そのため、院長や他の上司に、彼は「このような、惨めな保護室の状況を変えるべきではないでしょうか？　変える必要があるのではないでしょうか？」と、ことあるごとに提案してきた。しかし、「うーん、何というか、病棟での患者の現実を理解するようにしてみたらどうかな？」とか、「現在の状況で変える必要はないと思うがね。君は、精神病院の現実を知らなさすぎるのだよ」と、今までの院長の考えとも、まったく異なる返事が返ってきていた。「君は、精神病院の現状をわかっていないんだよ！　もし、君がこのまま、全てにおいて患者中心哲学なんてものを続けようと考えているのであったら、かなり嫌な思いをするよ！」という答えまで返ってきたりしていた。

これ以上、議論出来ないと感じた彼は、一人で保護室体験を自分が医師であることを告げず、施錠せずに体験してみることにした。

その当時は、夏であったため、さほど寒いとは感じなかった。しかし、彼の失策ゆえか、余りにも退屈なのでついつい深く眠ってしまった。そして、目が覚めた時には、職員に施錠されてしまっていたので、「鍵を開けてくれませんか！」と、大声で叫んだが、誰一人として応えてはくれなかった。致し方なく、彼は、定期の巡回まで待つしかなくなった。この時点では、この「保護室事件」によって、彼が病院で最も権力を握る結果になろうとは、彼自身を含め、誰も予測さえしなかったのである。

いつもの夕食を持って来たのは、まったくの新人職員であった。同じように、オニギリを二つとコップ1杯の水であった。ここぞとばかり、彼は、「扉を開けてくれませんか？　僕は、ここの医者・富山雅生なんですが」と叫んだ。新人職員の彼は、「ああ、先生さまですか。先生さまが、ここに住んでいらっしゃるのですか？　しかし、こんなところで何をされているのでしょうね？　研究をなさっているのでしょうか？」という。

そして、「馬鹿なことを言ってるんじゃない！　黙っておれ！　オレに向かってしゃべるんじゃない！」と怒り出した。彼は、新人であり、彼が医師であることを知らなかったらしい。しかも、患者からは、最も評判の悪い職員であったとのことである。まったく、彼を人間として扱おうともしなかった。

彼は、「夕食の時間には出れるだろう」と思っていた。しかし、大事な機会を逸してしまったので、「翌朝の、朝食時の巡回には出れるだろう」と、考えながらそれまでの間、待たざるを得なかった。「明日朝までコンクリートの上で眠るか」と、思ったが、とても眠れるものではなかった。翌朝、水とオニギリを持って職員が見回りに来るや、「扉を開けて下さい！　誰かが間違えてこの扉を閉めてしまったのです！　僕は富山雅生です！　医者の富山です！」と叫んだ。

だが、この職員も目もくれず、「黙れ！　もっと長くここにいなきゃいかんのだぞ。大声出せば出すほどな！　オマエが静かになったら、先生に状況を伝えるから静かにしろ！」という返答。「何だ、この命令口調は？　いつもは丁寧すぎるくらいに話していたのに」と、彼は感じたのである。保護室にいる彼のことは、伝わらなかった。その職員は、「まさか、保護室に医者がいるわけがない！」と、信じ切っていたのである。

そのうちに彼は、便意をもよおし排便した。食べたモノといえば、たった二つのオニギリとコップ1杯の水だけであったのに。ところが男性職員は、排便を確認に来て、「何だ、トイレをこんなに汚して！」と、大声で怒鳴りつけながら、「ほい、ちゃんと拭けよ！」と、2枚の紙を投げ込んだのだ。だが、「紙が厚くて拭くのには痛いのですが」と、言うと「贅沢言うんじゃねえ！」と、また怒鳴られたのである。

以来、彼は、神経性の下痢に悩まされ、何人もの職員が面白がって見ているところで、何度も何度も用をたさなければならなかった。「お腹が痛くて、痛くて……先生を呼んで頂けませんか」と。職員は、「臭っさいな！　何だ、この汚しようは！　2度とトイレを汚したら承知しないからな！」と、怒鳴りっぱなしであった。しかも、お腹が痛いというのは、まったく無視である。

さらに、「よーし、当分ここにおれ！　独房生活だ！」と、言い、何度か監視にきては、「臭っさいな！　部屋中が糞の匂いで充満してるじゃないか！」と、吐き捨てるように怒鳴り、「腹をこわしているんじゃ、何も食べれないいな。食べると悪くなるからな。治るまで、絶食だ！」と暴言を吐きまくっていたのである。

以来、水も食べ物も与えられなくなり、彼は、渇いたのどを癒すのに、トイレの便器の中の水を飲まなければならなかった。おまけに、彼は、コップ1杯の水も与えられずに、強力な向精神薬を飲まされてきたため、既に、脱水症になり、意識は朦朧《もうろう》としてきていた。それでも、数日、同じ状況が続いたのであった。

1週間後、週に1度の院長回診があった。朦朧とした意識の中で院長の声を聞いた時、彼は、「助けて下さい！　院長先生！　僕は富山です、富山雅生です！」と苦しそうにつぶやいた。職員は、「黙れ！　黙らんと……」と、彼を制したが院長は、彼のいる部屋へ入り、不思議そうに彼の顔をのぞき込み、「本当に？……君は雅生君？……どうしてここにいるんだね？　ここで、何をしているんだね？」と。

彼は、「誰かが、間違えて扉をロックしたんです。それ以来、下痢が続いてへとへとに弱ってしまいました。ですが、これはあくまでアクシデントですから、職員を罰しないでください。お願いします」と、弱りきった声で院長に頼み込んだのであった。

「悪かったな、申し訳ない。ほんの冗談のつもりでロックしたんだよ。職員の誰かが、必ず君を見て扉を開くと思っていたので、ロックしたまま、ここから去ったのだよ。本当に、申し訳ない」と、院長は彼に平謝りしたのであった。そして、「すぐに、点滴をしよう。3日くらいは必要だな、この状態では」という。

翌日、院長は、彼を見舞い、「君の姿が何処にも見当たらないので、何かあったのではと警察に捜索願を出したんだよ。行方不明になったと思ったので！　申し訳ない、私の冗談だったんだよ」と。

彼の怒りは頂点に達していたので、「院長でなかったら、殴り飛ばしていますよ！　基本的には、心の底からあなたは偽善者ですよ。違いますか？」と、彼は怒りで殴るのを必死で押さえながら、言い放ったのであった。それでも彼の怒りは収まらず、さらに言い放った。

「保護室での体験以来、私は、あなたの患者への基本的な考え方がよーくわかりましたよ。あなたは、私の悲惨な状況を見ましたよね！　しかし、あなたは、『これが常識である』というような反応をされましたね。院長は、いつも保護室でどんなことが現実的に起きているのかを十分に知りながら、今日まで放置されてきたのですよね。私には、あなたという人が理解できません。なぜ、このような現実に、沈黙を決め込まれているのですか？　私が考えますに院長！　あなたは、この病院という施設の長である生活を楽しんでおられるだけなのでしょう。あなたは、私が保護室で、いろいろな体験をしていたのを楽しんでいらしたのでしょう！」

院長は、一方で詫びながら他方では弁明した。「今回のことは、大目に見てくれ。なぜなら、私は、この病院の院長なのだから」。

それに対して彼は、反論した。「それは、おかしいのではないでしょうか？　それなら、院長の、院長たる意識としては、ただ、病院の最高責任者としての院長職であることを保ちたいだけではないですか？」。

この彼の訴えと的をついた主張により、この事件以後、院長は、どのようにして彼を排除するかということを計画し始めていたようだ。まさしく、院長は、「保護室事件」以来、彼は「危険人物」になったと考えていた。若くして院長の座を得るには、それ相当の画策があったと院長自身が語る通り、経営者をあっと言わせる必要があった。しかし、院長は、「海千山千」の職員たちのなかで、病院のシステムを改革するには余りにも若く、他の医師たちの力を借りて改革を遂行し、それをあたかも、自分の力で成し遂げたようにしたかったのが、その計画であったと思われる。

ところが、院長の片腕となって院長を支持した医師たちは、全力を出し切ったと院長が判断するや、裏工作をして他の職場へ赴任させていた。勿論、よほどの馬鹿か、人を疑うことを知らない人間でない限り、いずれの医師も院長を信じなくなり、遂には、まったくの孤独な生活を送らざるを得なくなっていったのである。

結局、院長は、自らの冗談が招いた大事件であったにもかかわらず、「保護室事件」に関わった職員には、ただの〝ミス〟として、ほんの表面的な処罰を行っただけで終わりにした。それは、「富山先生、済みませんでした」と、謝るだけの処罰であり、もう一つは、職員の前で「保護室の監視用のテレビカメラのスイッチは、切るべきではなかったな。それと、オニギリ二つに加えて何か副食をつけ、職員は、保護室の患者たちと少し話した方がいいな」と、訓示を言い渡すことに終わった。副食と言っても、「大根の漬物」が二つ、付け加えられただけであった。

他方で彼は、病院の歴史において、保護室生活を体験した唯一の医師であり、ヒーローであり、大物医師として崇められるようになった。さらに、これを知った患者たちは、常に彼のもとに集まり、彼と〝狂った仲間〟として付き合うようになり、全ての患者からは尊敬の的になったのである。

その時、患者たちが集まったところ、集まって話し合った状況、集まって行ったことがら、全てが今日、法的にも定められた「デイケア」になるとは、誰も予測だにしていなかった。しかし、「保護室事件」の後、職員たちの中に入ろうとする彼には、常に重苦しい雰囲気が作られてしまい、直感的に「いつ、この平和な世界が破壊されるのだろうか」と、考えるようになった。

手首から先をつなぐ手術

怪我や傷などの処置は、精神病院と言えども日常茶飯時であった。小さな切り傷から、30㎝程度の傷であれば、精神科医が縫合を行うのが常識であった。

当時は、今日のように、専門科が細分化されていなかったため、通常の医師であればほとんどの初期医療（プライマリーケア）は、出来て当たり前であり、しかも内科的であれ、外科的であれ、同じであった。

ただ、多くの専門医は、精神疾患の患者だけには、関わるのを避ける傾向にあった。理由は単純で、彼らが治療中や治療後にどのような反応を起こすのかわからず、ただただ恐怖を持っていただけである。そのため、往々にして、緊急の処置が必要な患者であるにも拘わらず、専門医が治療を拒否することが多かったので、結果として、精神科医は如何なる検査であれ、治療であれ、修得しておかなければならなかった。急性虫垂炎の手術、骨折の応急処置などは、勿論のこと、組織学的鏡検や胃十二指腸ファイバー、大腸ファイバーなども修得しておく必要があった。しかも、その上、慢性疾患である糖尿病や高血圧症などの検査や治療などは、主治医である精神科医が行うのが一般的であった。

ある日の夕方、一人の入院患者が、前のめりになり手首をガラス窓に叩きつけるように転倒した。ガラス窓の中へ、手を上から打ち下ろすように転倒したのである。その結果、手首から先が窓の外へ落ちてしまった。即ち、手首切断という怪我を負ってしまった。患者は、切り取られた右手を左手で持って、「先生！　右手が取れちゃった。付けてくださいよ！」と、やって来た。幸運なるかな、長期にわたって向精神薬を飲んでいたため、ほとんどの痛覚は麻痺していたので、冷静に自分の取れた手を持ってこれたのであろう。

この報告を受けて、彼は、方々の救急医療機関へ依頼の電話をかけたが、みんな「暴れていて、手を切り落としたのではないですか？」と、どれほど事故であることを説明しても信じては貰えず、「こちらへ来られても、手術後に暴れられても困りますからね」と、あっさり断られてしまった。

結局、院内で手首をくっ付ける手術をする以外、方法はないという結論に達した。勿論、精神病院に揃えられている、限られた貧弱な手術器具を使って。

彼は、全ての夜勤の看護師に協力を求めたが、たった一人、元外科にいた看護師が手伝いを申し出ただけであった。そのため、結局のところ、彼一人で前腕とその先の連結縫合を行わなければならなかった。動脈・静脈・神経・筋肉・腱そして、皮膚の縫合を行わなければならない。このような、複雑な手術を行ったことのない彼は、床に解剖学書を置き、これと首っ引きで手術を行うことにした。然るべき麻酔装置もなく、片手で静脈麻酔を行いながら、呼吸が抑制されない程度に注入しなければならず、しかも、ある器具といえば、ハサミ・ハリと糸だけであった。

まずは、点滴から始め、わずか2時間くらいしか持続しない静脈麻酔薬を注入し始めた。彼は、手術と麻酔と両方行わなければならず、麻酔が切れ始めた時には、手術を中止しなければならなかった。この麻酔薬は、急激に注入すると呼吸が抑制されるため、ゆっくり麻酔薬を注入しなければならず、それだけ、手術が遅れ出血も増えたのであった。

このような、困難極まりない手術を行っているのを観ていた看護師は、「無理なんじゃないですか？　中止しましょうよ。このまま、腕の先の血管を結紮《けっさつ》して。この状態じゃ、どうしようもないと思いますが」と、言い始めた。

しかし、彼は、「この患者は、生涯、右手なしで、左手だけで生きて行かなければならないんだよ。そのところは、どう考えます？」と、患者自身にとっても耐え難いことである旨伝えたのである。結局のところ、一人の看護師が手伝うだけで、他の職員はただただ興味深く見ているだけで、一切手伝わなかった。

彼は、一方では慎重に多くの動脈・静脈・神経、そして、腱や筋肉を次々に繋ぎ合せて縫合し、片方では、解剖学書との照らし合わせも怠らずに行った。何しろ、手首を切って自殺を試みることもできる動脈が全て切断されていたため、出血量を最低限にするためには肘の上を手拭いで縛り付け、一瞬のうちに動脈などを縫合し、肘の先の方が血液が行きとどかなくなり失血状態になると手拭いを緩めるという、実に原始的な方法で駆血と開放を繰り返していた。1本でも動脈の縫合が為されていないと、駆血を開放したときに彼の眼に、血液が飛び込んでくるくらいの速さで動脈血が飛び出してきた。まさしく、噴水のようであり、目は血液でまったく見えなくなるくらいであった。もう一度、駆血しなおして動脈を探し出し、縫合し、再び駆血を開放し、飛び出さないのを確認して、神経の縫合へと進めたのであった。

神経の縫合は、麻酔により感覚神経を確認することは不可能であったため、運動神経に限定して行われた。指の動きで想像できるように、手首の神経は、複雑極まりなく、縫合には数時間を要した。

最後に、完全に止血されているのを確認し、筋肉と腱が合理的に働くのを確認し、皮膚を縫合して手術の終了となった。そして、ギプスで固定し、全行程を終了したのである。時間は、既に20時間以上過ぎていた。

ちなみに、手術が行われたのは、病棟の小さな処置ベッドであり、彼は、横にバケツを用意してもらい、用足しをし、看護師は、パーテーションに隠れて用足しをしたのである。そのため、二人とも下着は脱ぎ捨てたままで、予防衣という前掛けのようなものだけを着て、手術を行ったのであった。手術が終わった時に、他の職員たちからこれを指摘された看護師は、耳まで赤くして下着と白衣を着けるために、ロッカールームへ走っていった。

彼はといえば、そのままの恰好で手術の絵を色鉛筆でカルテに記載し、以降の指示を出していた。第三者から見れば、無謀な手術を行い、結果もわからず、さらに、その姿たるや実に滑稽な光景であったであろう。

患者は、翌朝まで眠り続け、目が覚めた時に、「あっ、手が付いている！　指も動くじゃないか！」と、奇跡が起きたように喜び、「手術は、ほぼ完全に成功したよ。奇跡かもね」と、彼は伝えた。

そして、10日後、ギプスを切り離す日が来た。ギプス・カッターで、全てのギプスが切り取られた。まずは、「働き」が、どの程度まで成功したかの確認を行った。まだ、縫合されている糸を残したままの確認であり、少しでも動けば、「成功」であった。

「先生、手は握れるし、指も全部動くけど、小指を動かそうとしたら、薬指が動くし、薬指を曲げようとしたら、小指が曲がるけど、変ですね」と、患者が訴えてきた。驚いた彼は、その手を見て、「神経のつなぎ損ないだね。まったく僕のミスだよ、ごめんなさい。不都合だろうから、傷が良くなったら、もう一度、手術をやり直すから」と、詫びたが、「これっぽっち、何にも問題ないよ。すぐに慣れるさ」と、明るい顔で患者は去っていった。

彼は、「ホッとしたな。再手術となると、もうごめんだね。多分、身がもたないと思うよ」と、胸をなでおろした。

今日、このような手術は行わないのが常識であると、外科の先輩は嘆く。ほとんどの場合、一度切断されたら、縫合術など行う医師は存在せず、「障害者」の道を選択するほかないともいう。一つの理由は、医師の初歩的解剖学の習得不足・技術修得意欲の低下であり、二つ目は、些細な手術ミスに対する告訴の増加があるともいう。実のところ、血管縫合をはじめ、神経縫合などは、医師になりたての彼さえも出来たのである。今日の現実を憂えてしまうのだ。

第6章　解き放たれた精神障害者たち

職員のための年中行事！

当時の精神病院と言えば、夏の〃盆踊り〃、秋の〃運動会〃そして、形ばかりのクリスマスパーティーが、年中行事として行われるのが一般的であった。これらは、古き時代に余りにも単調な1年を過ごす患者たちを見て、古き精神科医たちが創りあげた行事であると言われる。もっとも当時、これらの行事は、決して患者たちのためではなく、職員の楽しみのためであった。

夏の〃盆踊り〃は、職員たちが交互に櫓《やぐら》の上で、その日のために注文した特別仕立ての浴衣を見せあう、いわばファッションショーであった。事実、着物と踊りには、審査員が設けられ、優勝者がそれ以降の病院を事実上、取り仕切る権利を与えられていた。このような、裏の現実を知らない患者たちは、ただ、櫓の周りで踊るだけであり、外へ出ることが出来るという寸暇を楽しむ機会を得ただけであった。

〝運動会〟と言えば、先天性の運動障害や薬物による運動障害のため、走り具合も奇妙になり、転倒を繰り返して一生懸命に走る患者を見て、患者たちが一生懸命になればなるほど、面白おかしく、これを職員たちが「笑い物」として見るのが恒例であった。

クリスマスパーティーであっても同様である。患者を舞台の上に立たせ、寸劇をさせ、言語障害の患者が間違えてしゃべりながら演じるのを観たり、踊りを憶えさせ、運動会のようにぎくしゃくした患者の動きを見て楽しんだりした後、職員がやはり特別注文した和服で日舞を踊り、悦に入ったところで、院長の扮するサンタクロースが出場し、患者にケーキを配り、終了する。

基本的には、全ての行事は、職員のためであり、患者が楽しむことなどまったく考えられていなかった。そんななかで、彼は、「患者と共に、職員も楽しめる行事でなければならない」と、考えたのである。

初めての初詣

最初は、「正月には、どんな行事を行えば患者が喜ぶのだろうか」と、少し戸惑いながら考えた彼である。病院の外の世界の人たちは、それぞれ、みんな習慣に従って正月を過ごすのであるが、病院では、毎年、全ての患者たちは、同じ生活であり、同じ時間を過ごし続けるだけであった。

世間の人たちは、大晦日に夜の零時前まで家族一緒に恒例のテレビ番組を見て、零時になって年が明ければ、「明けましておめでとうございます」と、挨拶し、神社やお寺に初詣に行ったりする。朝になれば、家族で食卓を囲み、お雑煮、お節料理を食べて正月を祝うのである。

日本では、初詣に行けば、神社や寺でその年の「無病息災・家内安全」などを祈願する人たちがいたり、それぞれの宗教にもとづいて祈願に出かけたりする習慣がある。しかし、病院にいる患者たちにとっては、大晦日も、元旦も、まったく何も変わらない。昨日が今日になっただけである。テレビで見る限りでは、「大晦日と元旦とは違う」ようにしゃべっているが、変わりがないという意味では同じである。

だが、病棟では毎年、この大晦日だけの恒例の会話があった。「新年を迎えるのに、寝て迎えるのは少し恥ずかしくないかい？　僕は、毎年、近所のお宮さんへ行って、大きな焚き火を囲んで、みんなで善哉《ぜんざい》を食べるのが習慣だったよ」。「私は、毎年、有名なお寺へ行って、今年は、幸せな年でありますようにと、お祈りしてたわよ」というもの。

「その話は、去年も聞いたよ。これまで毎年聞かされてきたよ」と、この会話を聞いた周囲の患者たちは、笑いだし、「わかってるさ。これまで、同じ話を10年以上も話してきたんだから」と。

「もう、眠たくなってきたから、ベッドに行こうかな」と、口々に言いながら、次々に部屋へ戻っていく。そして、ほとんどの患者が寝静まった頃、「おかーちゃん！　おかーちゃん！　何処にいるの？　何処へ行っちゃったの？」と、泣き声がしたと思ったら、「かーちゃんに、会いたいな。何処にいるんだろうな？」という声も聞こえてくる。

「おとーちゃんに会いたい！　家に帰って、おとーちゃんに抱きしめられたーい！」

「おかーちゃん、何処へ行っちゃったのー！　来てくれないの？」

「いつも、面会に来てくれたじゃない。今日は、来てくれないの？」

「いつも、お正月には、来てくれるよね？」

「必ず来てくれるよね？」

「絶対にだよね？」

「本当にだよね？」

「僕、僕、待ってるから」

「待っているよ」

と、ほとんどの患者たちが泣き、叫び、そして声は小さくなり、深い眠りに入っていくのである。

状況を見回りに行こうとした彼に、看護師の一人は、「患者たちの両親は、もう20年以上も前に他界してしまっているんです。そのため、引き取り手がなく、患者たちは、思春期以来（注）、10年以上も入院しているのです。この泣き声も、叫び声も、悲しい正月の『恒例行事』なんですよ。これが、患者たちの『お正月を迎える年中行事』なんです。ですから、先生にはショックかもしれませんが、そっとしておいて関わらない方が、患者のためなんですよ。一人ひとり話を聞けば聞くほど、患者たちは、現実に引き戻されてしまうじゃないですか。その方がもっと残酷だとは思いませんか？　ほとんどの患者たちは、現実に両親との別れを体験しているんです。両親は、この世にはいないことを知っているんですよ」と、諭すように教えてくれたのであった。

「何と言うことでしょう！　その話を聞かなかったら、私は、一人ひとりの患者のベッドに行ってたでしょうね。生涯、患者たちを眠れないようにしてしまっていたかもしれませんね」

「わかっていただいたようですね。今までこの病院へ赴任された、ほとんどの若い先生方には、一度もわかっていただいたことがなかったのですが、不思議な先生ですね。たったこれだけの私の話でわかっていただけるなんて」と、むしろ、看護師の方が驚きを隠せないような、不思議な顔で彼の眼を見ていたのであった。

（注　統合失調症は、ほとんどが思春期に発症する。）

実のところ、彼は、患者たちと共感できるだけの経験をしていた。彼が17～18歳頃のことである。父親が他界した時、祖父は、既に精神病院へ入院しており、母親は、父の他界と同時に、近くに住む医師との付き合いを深めており、有名大学を卒業した直後の姉は、「働くことが嫌いなの！」と、毎日、とっかえひっかえ、男友達と遊び歩いていた。ちょうどその頃、風穴のあいた心を埋めてくれたのが、〝ちゃこ〟であった。

ともあれ、彼は、患者たちと過ごすのが何よりも好きであった。そのため、正月の休日は、必ず、当直を申し出ていた——正月の当直は、誰もが最も嫌っていたのだが。

そこで、絞り出すように思いついたのが、この正月の休日に患者たちと神社かお寺へ初詣に出かけることであった——初詣は、日本の伝統的な行事であったから——こうして、病院の送迎バスで神社に出かけた。

その地方の、最も有名な神社に到着すると、人の多いのに驚くばかりで進めなくなってしまった患者たちであったが、慣れるにつれ、神社の本殿の真ん前に出て行き、自分で稼いだお金を賽銭として出し、祈願を始めた。

「もっと、幸せになれますように!」

「宇宙からの声がなくなりますように!」

「お母様とお会いできますように!」

「心の中が、平和になりますように!」

それぞれ、思い思いの願いを祈っていた。しかし、驚いたことに、賽銭として1カ月の収入に相当すると思われるくらいの5000円、いやそれ以上ものお金を賽銭箱に丁寧に入れていたのだ。「さぞかし、大きなお願いをしたのでしょうね」と彼は言った。なぜか彼は、患者たちといることに大きな幸せが押し寄せるように感じた——他の職員は、ただただ、賽銭の額に驚くばかりで「信じられんことをする」と、呟いていた。

踊り出した野外コンサート

ご多分にもれず、看護学校の教師たちは、精神疾患患者に対してきわめて強い差別意識を持っており、実習に来院しながらも通り一遍の〝見物〟しか行わず、患者たちのさまざまな活動にさえ微塵も興味を示していなかった。

彼は、この光景を見て、「これでは、実習の場を提供した意味がないと思いますよ」と苦言を言った。院長も、「実を言うと、実習で精神医療に興味を持つ学生がいたら、古い体質に染まりきった病院に新しい息吹を取り入れるつもりで、卒業時に採用しようという計画があるんだ。しかし、こんなんじゃ、とても期待できそうもないからな」という。

そこで彼は、「学生たちに、精神医療への興味を抱かせるには、患者と学生・教師も、まったく同じであるということを知らしめようじゃありませんか」と提案した。そして、「まさに、百聞は一見にしかずだな」と、院長と彼の計画が進められた。その計画とは、表向きは実習に来た看護学生の歓迎会と称して、野外コンサートとダンスパーティーを開くことである。

こうして、「フリーダム（自由）」と名付けられたバンドのメンバーは、毎日、遅くまで練習に励むことになった。勿論、院長と彼との綿密な計画のもとに、コンサート一本に絞って業務が進められてきたと言っても過言ではなかった。

既に、院長より、「君がバンドマスターなんだから、全ては君の腕次第なんだぞ！　全てが君の肩にかかっているんだからな！」と、裏舞台では、きついくらいの指示が出ていた。勿論、盛り上げるべき司会も彼の役目であった。

そして遂に、コンサートの当日がやってきた。彼は、ありったけの声を張り上げ、「みんなー乗ってるかー！　始めようぜ！　みんな、一緒に手拍子を！」と。

バンドのテーマ・ミュージックが始まるや否や、みんなこれに合わせて、手拍子をたたき始めた。そして、オープニング・ナンバーが終わるや否や、大きな拍手が飛んで来たのであった。

「ありがとうございます。我らがバンド、フリーダムのテーマ・ミュージック『人間みな兄弟』でした。……最初から乗りすぎると、お開きまで持ちませんよ！」。

「元気だよ！　元気満々だからね！」

「乗りに乗りまくってるよ！」

と、大笑いで患者、職員を問わず、声が返ってきた。

「ありがとうございます。大きく乗ったところで、次は甘―いバラードで皆様を美しく、静かな世界へお招き致します。皆様、良くご存じの……ザ・ネクスト・ナンバー！『山のロザリア』。ミス・キョウコ・シマムラ！　島村先生が歌います。大きな拍手でお迎え下さい！」

三拍子の前奏が始まった時に、「皆さん、パートナーと共にワルツを踊りましょう！」。みんな演奏に惹かれるように、パートナーと相対し、「山ーの娘、ロザリアー、いつも一人うたうよー……」と、歌が始まり、青空の下で美しく、高く、澄んだ彼女の歌声につられるように患者、看護学生、職員の隔たりなく、手に手をとって踊り始め、踊り続けたのである。「……やさしかーったあの人、胸に抱くは遺身《かたみ》の、銀のロケーット」。彼女の歌の1コーラスが終わるごとに、みんな大きな拍手を送りながら、踊り続けたのであった。

実のところ、彼女が歌う前は、「私、あがり症なのでとても歌えませんわ。誰か他の人にして下さいませんか？」と、断り続けていた彼女であったが、「先生しか適任がいませんよ！　先生が歌われてこそ、学生たちの模範となりますよ」と、おだてたり、すかしたり、やっとのことで「下手な歌ですが、やってみましょう」と、ＯＫを貰ったのである。

そんな彼女が、1コーラスごとに大きな拍手を浴び、拍手を浴びるごとに彼女の声は、会場全体に響き渡るくらいに、大きくなっていた。笑顔も見え始め、身振り、手振りも添え、プロ顔負けの歌いっぷりとなっていたのには、院長も、彼も、驚きを隠しきれなかった。

この、わずか4コーラスしかない短い歌であったが、彼女が心をこめて歌うにつれ、アンコールの連続で、遂に30分以上も続いた。「……忘れられーぬあの日よー、涙ながし別れたー君の姿よー」と、最後の歌が終わるや、満場、感謝と感激で一杯になっていた。

遂に、最も精神障害の患者に対して、強い差別意識を持っていた彼女は、誰にも負けない、最も熱心で、患者を支え続ける「教師」に変貌していた。

気持ちの通じ合うのは早いもので、彼女の最後の歌が終わるや否や、患者たちは、舞台を降りた彼女に駆けより、握手を求め、彼女も最後の一人まで心をこめて、握手を受け続けたのであった。驚いたのは、職員たちであった。始まったばかりの1番目の曲から大成功となり、同時に、歌に合わせて踊り続けたワルツにより、ほとんどがカップルとなり、コンサート終了まで肩を組み、手を握り合っていた。それまでは、一切、男性患者と女性患者がカップルで座ることはもとより、手をつなぐことなどあり得なかったのだが、彼女の歌により「異性を感じるカップル」が、初めて誕生したのである。不幸にして、相手を見つけることが出来なかった患者には、看護学生が相手として、最後まで付き添っていた。

あれほど歌うのを嫌がっていた、あれほど患者を差別していた彼女は、今や高貴な女王様として生まれ変わっていた。

ところで、ほとんどの患者たちは、思春期以前あるいは、思春期頃から入院していたため、当時の若者たちに流行している歌や音楽には親しみを持てず、むしろ、日本の伝統的な歌や、民謡、さらには軍歌などを好んでリクエストした。

ある患者たちは、彼らが過ごした思春期の頃を想い出しながら、歌いながら踊ったり、既に他界して、かなりの時間を経ている家族を思い起こしながら歌ったり、数十年前の初恋を想い出しながらパートナーと踊ったり、将来なりたかった職業を頭に浮かべながら踊ったりしていた。

バンド演奏では、テレビ番組と同じように「レディーズ　アンド　ジェントルマン！　多くの方々にお出でいただき、ありがとうございます！　まずは、我らがバンド、フリーダムのメンバーを紹介させて頂きましょう。第1に、最も有名なサキソフォニスト、誰もが知るナカガワ・イチロー！　よろしくお願いします」と。

しかし、ここで予期しないことが起こった。院長のナカガワ・イチロウ医師が、舞台の上で突然、不機嫌になり、通常は立って挨拶をするところを、表情も変えず憮然《ぶぜん》として座ったままであったのだ。司会の彼には、如何ともしがたく、次のプレイヤーの紹介へと移って行かざるを得なかった。他のプレーヤーたちは、一人ひとり、イスから立ち上がり、会釈をしたのでその場は何とか凌げたのだが……。

（注　後になってわかったことであるが、彼が、院長を紹介する際には、院長は、バンドの一員としてではなく、病院の院長としての紹介を期待していたようだ。そのため、院長は、彼が故意に院長であることの重大性を無視し、彼が院長に取って代わろうという計画を立てていると感じたようだ。さらに、院長は、彼は院長より大きな人物で、院長になっても不思議ではないくらいの力の持ち主であると感じていたため、彼の存在を恐れていたようだ。以来、院長は、彼を恐れるようになり、ゆくゆくは、彼を病院から放逐しようと決心を固めていた。そのようなことなど想像もしない、人を疑うことを知らない彼は、心底、院長を信じ、院長の期待に添うように勤務に励んでいた。）

幸い、コンサートは、アップテンポからバラードの繰り返しで、患者の期待に沿うような軍歌、

「勝ってくるぞと勇ましく、誓って、故郷を出たからは、手柄立てずに、死なりょうか、進軍ラッパ聞くたびに、瞼に浮かぶ、旗の波……」と、演奏されれば、患者たちは立ち上がって歌いだし、野口雨情の船頭小唄、「己《おれ》は河原の枯れ芒《すすき》、同じお前もかれ芒、どうせ二人はこの世では、花の咲かない枯れ芒……」が、流れてくれば、みんな歌いながらパートナーとワルツを踊り始めるのであった。

唯一、トランペットが、朗々と歌うように演奏された洋楽であるベルト・ケンプフェルト楽団の「星空のブルース」には、同年代であるにも拘わらず、ざわざわしゃべっているだけで誰も耳を傾けなかった。まさに、この精神病院の現状を物語るようであった。

コンサートは、生き生きとしたラスト・ナンバーに至るまで、ダンス音楽で終始した。そして、ラスト・ナンバーは、途方もないくらい拍手喝采で終わった。患者・学生・職員・バンドのメンバーたちには、夜中まで興奮が消えることはなかった。

こうして、この日の行事は終わったが、彼にとっては違う夜になった。コンサートが終わるや否や、院長室に呼び出され、「今日のコンサートは、まずは成功だったな……しかし、私のことを院長として紹介しなかったのは、良くなかったんじゃないかね？　私は、常に何処にあっても、病院の院長なんだからな」と言われた。

「院長先生、誠に申し訳ありませんでした。あのような紹介の仕方をしてしまって。許して頂けませんか？　しかし私は、あの時は院長先生と紹介するのは、場にそぐわないと思ったものです。

申し訳ありませんでした」と、彼は丁寧すぎるくらいに院長に謝った。

後で知ったことであるが、この時既に、彼は、危険人物として院長より病院全体に伝えられていたようだ。彼は、患者のために働くことに喜びを得ることだけで、そのような状況にはまったく気づかず、他方で院長は、陰に怯えるような毎日を送り、自己保全が先行し、「自分が絶対であり、冗談であっても院長への無礼は許せないほど、彼に対し恐怖を抱いていた」とのことである。

地域住民参加の夏祭り

時と共に、彼の頭からは、コンサートの夜の院長の言葉さえ忘れてしまい、まして、院長が彼に対して、「院長の座を狙っていることに恐怖を感じている」ということなど思いもよらず、ただただ、患者の置かれた理不尽な状況を変えるのに必死になっていた。

その一つとして、次の行事としては、〝サマー・フェスティバル〟を考えていた。「これは、絶対に過去のような〝盆踊り〟であってはならない。患者のための、新しい、大々的な行事でなければならない」と、考え、院長にもその旨提言していた。そして、「そこまで言うなら、今度のサマー・フェスティバルは、消灯時間を超えて、夜中まで行うことを許可しよう」という、院長の決断も出ていた。

彼は、「それでは、招待状を病院の近所の人たちだけにではなく、例の、大きな会社の社長さんたちにも送りましょうよ」と、提案した。院長も、「そうだな。送るだけでも、送ってみようか。今までもかなりの協力を得たからな」という。

その結果、当初考えたより多くの寄付と、参加希望の返事が返ってきた。来賓のための特別席も、急遽作られた。最も景観が良く、最も座り心地の良いイスを準備して、全ての会場が見渡せるように、広範囲にわたり動きのとれるような場所が設定された。ちょうど、VIPシートとして作られたので、グランドの中心部に設置されたのであった。

オープニング・セレモニーには、近所の町内会長、世話になった警察官、先の大会社の社長、さらに、大勢の重要人物の参加が見られた。

各々が着席するや、それぞれ周りを見渡しはじめ、特別の屋台や売店、遊戯小屋が出揃っているのに気がついたようであった。特別製のアイスクリーム店、お好み焼きの鉄板焼き屋、金魚すくい、ヨーヨーすくいなどなど、色々揃っていたのである。

VIPたちは、思い思いに注文し、食べながら患者の手作りのフェスティバル会場をひとつ残らず歩いて回っていた。患者ともきわめて友好的であった。ある患者は、「たった今、あの有名な社長さんから、アイスクリームを買ってもらったよ！　そして、いろんなことを話したよ！すごいだろー！」と、自慢げに話していた。

「そりゃー、すごいや！　あんな偉い人と話すなんて」。「俺から近づいて行ったんじゃないよ、あの社長さんから近づいてきたんだよ。今までの人生で、あんな偉い人と話したのは、多分、初めてだと思うよ！」と。

屋台は、職員によって開かれた店と、プロの屋台とが入り乱れて並んでいた。恐らく、30店舗以上並んでいただろう。そして、売上利益は、全て病院に寄付された。大きなアドバルーンが上げられ、ロケット花火も次々と上げられた。ステージ効果は抜群で、他の町とは比較にならないくらいであった。

開会式の時間になり、かの社長は、「盛大なお祭りが成功して、こんな嬉しいことはありません。みなさん、頑張ってくださいね」と、言葉少なげに声を震わせ、祝いの言葉を述べ、部下の書いた「祝辞」を読もうとしたが、感無量となり、自らの言葉を述べただけで演台を降りたのであった。勿論、満場、盛大な拍手で応えた。

そして、彼の出番となり、バンド「フリーダム」のオープニング・ナンバーとなっている、小林亜星作曲の『人間みな兄弟』と共に、「お待たせ致しました！　フリーダムの演奏の開始です！　みなさん、スキャットを歌いながら踊りながらの開始と行きましょう！」。〝ゾンドン、ディドン、シュビドデ、オデーオデオデー……〟と、みんな大声を出しながら踊り始めた。そして、最初から「アンコール！」という声が飛び交ったのであった。

「みなさん、乗ってますすね！　最初から大声を出していますと、最後まで持ちませんよ。……そこで次は、静かな恋に破れた男の悲しみを歌った歌に致しましょう。歌は〝酒と泪と男と女〟、歌ってくれますのは、みなさん良く御存じの、ミスター・カワグチー」

誰も拍手を送らず、みんな沈黙していたというより、しらけていた。なぜなら、この患者は、薬物中毒で入退院を繰り返しており、病棟中の患者たちからの嫌われ者であった。短気で、すぐに暴力を振い、被害者たるや数えきれないくらいであった。そこで、司会の彼は、逆手を取って「みなさん、病院中を探しても彼ほどの乱暴者はいないでしょう。この乱暴者のカワグチ君が、心を込めて歌います。是非ともお聴きください！」とやった。

カワグチは、ゆっくりとステージに上り、深々と礼をして前奏を聴き始め、そして、歌い始めた。「忘れてしまいたいことやー、どうしようもない寂しさにー、包まれたときに男は、酒を飲むのでしょー……飲んでー飲んでー、飲まれてー飲んでー、飲んで飲みつぶれて眠るまでー飲んで、……やーがて男はー、静かにー眠るのでしょぉー」。

柔らかく、静かに歌い始め、優しく、清々しい、心のこもった歌い方であった。歌い終わるや、満場、静かになり、むせび泣く声があちこちから聞こえ、一瞬、時間が止まったような印象を受けたくらいであった。

そして、突然、割れんばかりの拍手が爆発し、グランド中に鳴り響いたのであった。この乱暴者の青年は、涙を浮かべてこのような拍手喝采を受けていた。そして、聴衆の全てに深々と挨拶をし、マイクを離れ、主治医であり唯一無二の恩人である院長の前に行き、さらに深く頭を下げて礼を示し、舞台から降りたのであった。

（注　これは、誰が聴いても感動を与える、故人となった河島英五歌手の歌ではあったが、この夜ばかりは、カワグチ君の波乱の過去を知る一人として、何度、聴いても感動を覚える歌いぶりであった。彼は、街では有名な乱暴者で、警察に留置された時に、どこの病院へ依頼しても入院を断られていた際に、彼の全てを知った上で院長が、彼の身柄を引き取り、「治療」を引き受けたという経緯がある。その院長に、感謝の礼を示した彼の行動は、高く評価されたのである。以降、彼の人生は、所謂、真っ当な人生へと豹変して行ったのは、言うまでもない。）

それからは、アップ・テンポの曲に変えられ、みんな立ち上がって踊り出したのであった。乗りに乗った聴衆は、「アンコール！」「もっと、もっと！」「朝まで踊り明かそうぜ！」と叫ぶ。バンドマンたちは、疲れ切り、音もろくろく出なくなっていたのだが、演奏し続けざるを得なかった。それも、聴衆たちが次々とバンドに声をかけ、ディスコ・ダンスを、次にはフォーク・ダンス、ジルバ、そしてワルツと、手を変え品を変えの要望を行ったからであった。

グランドいっぱいに広がって、誰もがめったに出会うことのできない来賓と、患者・職員とが入り乱れて踊り続ける光景は、言語表現を絶する感動的な姿であった。

突然、ある会社の社長がマイクを取り、大声で軍歌を歌い出した。実に、純粋な気持ちを表現するがごとく、長い歌を最後まで歌ったのである。「社長の、あのようなお姿は、今まで見たことがない。どうされたのだろう」と、重役連中は、口々に話しだし、突然の社長の変貌に驚きを隠せないようであった。

そして、兄が長期入院している、かの世界的オートバイ会社の社長の挨拶で、お開きとなった。この社長にとっては、生涯のうちで初めて、兄と精一杯楽しく過ごせた時間であったのであろう。この歴史的なサマーフェスティバルは、大成功のもとに終了したが、これが最後のサマーフェスティバルとなった。

「開放病院宣言」をした運動会

秋の恒例行事と言えば、運動会であった。職員にとっては、最も楽しみな行事でもある。なぜなら、職員にとっては、公然と先天性運動神経障害の患者たちの奇妙な行動を見物することができたし、薬物の副作用ゆえの病的な行動や運動、知的障害者の一生懸命でありながら、実は、まったく走ることの出来ない戸惑いを、見ることが許されたからである。所謂、古くから職員のための〝つけたりのショー〟あるいは、余興を見る機会であった。

めったに、外へ出て走ったりすることのなかった患者たちであったため、走ったり、他の競技を行おうとしたりすると、決まって怪我人が出ていた。しかし、当時の院長は、怪我に対しては一切の処置は不要であるとして、薬を減らすこともなく、その場の怪我に対する処置への指示さえ出なかった。

しかし、今は向精神薬の量は、全ての患者において必要最低限まで減量され、薬による過鎮静もなく、行動を抑制されることもなく、自由に動き回れるようになった。それ以来、奇妙な行動や歩行などは消失し、患者たちは、まったく健常者と同じようにみられるようになった。まさしく、心も身体も、自分の本来に戻ったのである。

スポーツフェスティバルに向けて、患者たちは、思い思いの興味ある種目の練習を夕食時間まで行うようになった。そのため、日に日に力強くエネルギッシュになっていくように見えた――それまで、閉ざされて病棟に1日中生活していたとは思えないくらいであった。彼らの性格ゆえか、いつの間にか、健常者と言われる人たちに引けを取らないくらいに進歩していた。

フェスティバルは、ピエール・ド・クーベルタン男爵の提唱した、近代オリンピック形式で行われることになった。即ち、「オリンピックの目的は、勝つことにあるのではなく、参加することに意義がある」ということ。全員、別け隔たりなく参加できるフェスティバルが、計画されたのである。

大会の事務局関連の人員としては、患者・職員の隔たりなく選出され、主審に選出された患者もいれば、事務局のチーフに選出された患者もいた。さらに、医療班に選出された患者もいた。交代がきかない医師だけがそのままだった。

オリンピックは、神聖な聖火の点火から始まるので、やはり、同じように儀式が行われた。採火された聖火は、まずファースト・ランナーである〝のりちゃん〟に手渡された。「宇宙まで走るわよ！」と一言いい、走り出した。何年振りかに〝のりちゃん〟の口から言葉が出たのである。

聖火リレーは、当初、「病院の周辺をひと回りすることにしよう」と、計画されていたのだが、近所の多くの人たちがこれを聞きつけて、「せっかく、病院をあげて体育大会をされるのですから、私らにも協力させてくださいよ。聖火リレーをされるのでしたら、沿道に商店街の連中を集めて歓迎致します」と、全面的な協力と聖火リレーの変更とを願い出たのであった。

当日には、数え切れないほどの町内の人たちが沿道に集まり、聖火リレーランナーに惜しみない拍手を送ったのである。その結果、聖火リレーは、数十キロを走る結果になった。最終ランナーは、最も高齢の男性と女性患者であった。この二人は、病院でも最も長い間入院生活をして来た患者である。この患者の家族は、全て死に絶え、退院しようにも誰も引き取り手がなく、致し方なく長期の、そして生涯の入院生活を送らざるを得なかったのである。その男性は99歳であり、女性は86歳であった。

「わしら、いつここへ来たのかねー。全然憶えておらん。たぶん20歳代か30歳代にここへ来たと思うんじゃが」と、手に手を取って、ゆっくりと聖火台に上っていった。開会の挨拶を行った院長は、この二人の老人を見て感動したのか、声も出ないくらいであった。

「本日、ここに、開かれた病院であることを宣言する！　よって、全ての鉄格子を取り払う！」

優勝のメダルは、患者も職員も平等かつ同等に与えられた――このメダルは、過去の運動会のような紙製ではなく、美術の教師がデザインした、本物の金属メダルであった。金・銀・銅のメダルは、勝者の胸に輝いていた。そして、自分の気持ちを表現することを学んだ多くの患者たちは、未だたどたどしかったが、自らの誇りと喜びを大きく表現したのであった。

ある患者たちは、突然、グランドを走り回りだし、また、ある患者らは、じっーとメダルを見つめて何度も何度も磨きあげ、気持ちを抑えきれずに全ての人たちに見せて回ったりした。

彼らの行動に気づいたのは、院長と彼だけであった。それゆえか、二人で手を握り合って飛び上がり、手がぼろぼろになるくらいに、全ての患者と握手を交わしたのであった。しかし、家族のために用意された来賓席には、わずか3人しかいなかった。

翌朝まで踊ったクリスマス

過去、精神病院のクリスマスパーティーと言えば、毎年の恒例行事であり、朝から始まり昼食までの間、職員が患者たちの意思はどうあれ、舞台の上に載せて患者ゆえの奇妙な行動や、過度の緊張・先天性の運動障害ゆえのミスや奇態を見て、面白おかしく過ごすものと決まっていた。それは、過去の運動会なるものと、それほど異なるものではなかった。そして、最後に、サンタクロースの格好をした院長か事務長が、患者一人ひとりに安物のケーキを配って終了となる。哀れとも思えるこのような行事であっても、いつも鉄格子の中に監禁された病棟で、何らの楽しみもなく過ごしてきた患者たちにとっては、最も楽しみな行事であったという。しかし、不思議なことに、職員たちは、このように患者が悲惨な状況に置かれていることには、何一つ気がつかなかったという。

既に、院長や彼などは、このような馬鹿げた全職員こぞっての行為については、気づくというより、廃止することを考えていたというのに。クリスマスパーティーと言っても、その国、宗教、伝統性などによってまったく異なることは周知のことであり、通常、知られているのは、所謂、クリスマスのホームパーティーであろう。

かくして、院長と彼は、親しく話し合った。「この病院では、今までにない特別のクリスマスパーティーを開こうではないか!」。「そうですね。誰もが想像もつかないような」。「まずは、誰でもやっているように、夜のパーティーにしようじゃないか」。「しかし、そうなりますと、超過勤務と夜勤手当を出さなければなりませんよ」。「そう来るだろうと思って、既に理事長に交渉したところ、『出せるだけ出そう。患者のためになるんだったら、少しのお金なんて問題じゃない、患者が喜ぶようにしてほしい』と言われたんだよ」。

実のところ、理事長の兄は、統合失調症で既に20年以上も入院中であったが、立場上、会うこともできず、常に金銭的な援助に留めていたのであった。そのため理事長は、「何とか、兄を楽しませてあげようという気持ちは、常に脳裏から離れなかったんだよ。君たちの努力で頼めないかな?」と言っていたのである。

そこで院長は、「パーティーの開始は、午後6時と決めようや。職員たちには、僕から言い渡すから、君は計画を練ってくれ」と。「わかりました。最高のクリスマスパーティーを創り上げましょう」と、彼は、惜しみない協力をすることを約束したのであった。

これを契機に、バンドのメンバーには、ユニフォームとして真っ赤なブレザーと真っ白なズボンが与えられた。勿論、患者たちにも、パーティーに相応しい、ちゃんとした洋服が近所の人たちや職員、医師たちから提供された。職員たちも、思い思いに着飾り、病院のイメージである白衣などはまったく見られなくなった。

待ちに待ったパーティーは、病院敷地内に特別に作られた大ホールで行われた。食べ切れないほどの料理、みんなに行き渡るプレゼントが、所狭しとホールに用意された。いくつかは、特別に輸入されたものであったり、患者も職員も見たことのない、味わったことのない食べ物が揃えられた。特別製のビーフステーキ、見たことのない、食べたことのない魚や、めったに食べることの出来ない野菜など、さらに果物、ドリンクの数々――シャンパンも揃えられた。

午後6時と同時に、一大クリスマスパーティーが始まった。

「メリークリスマス!」「メリークリスマス!」「メリークリスマス!」と、ホール全体に鳴り響くように叫びながら、みんながホールへ集まってきた。同時に、雰囲気を盛り上げるために、バンド「フリーダム」のオープニング・ナンバー『人間みな兄弟』が、アップテンポで繰り返し、繰り返し、演奏された。

ところが、誰もバンドの音楽には目もくれず、食べ物と飲み物に群がった。実際、ほぼ全ての患者にとっては、見慣れないごちそうばかりであり、お腹が一杯になるまで、一生懸命、素早く食べ始めたのである。あたかも、これまで何も食べてこなかったように、食べ続けた。

勿論、バンドのメンバーたちは、開演前は何も食べていなかったので、お腹をグーグー鳴らしながら演奏していたのであった。繰り返し、繰り返し、オープニング・ナンバーを演奏しながら、実のところ、患者たちが美味しそうに食べるビーフステーキや、聞いたこともない美味しそう食べ物を羨ましく見ていたのであった。それもそのはず、当日の料理は、ある有名なホテルのレストランのチーフが特別に用意したものであった。

患者たちのお腹が一杯になった頃、やっと音楽が耳に入ってきた——なんとなく、聴こえてくるように。食べ物や飲み物への強烈な印象とは異なるように——。満腹になり、ぼんやりしてきたところに、突然、ホール全体に響き渡るような大音響で演奏が始まったのである。彼らは、びっくりする暇もなく、曲に合わせて踊り始めたのであった。

「レッツゴー！　レッツダンス！」

彼の大きな声に引きずられるように、ブレークダンスを踊り出した患者も出てきた。そして、これにつられるように、みんな次々と踊り始めたのであった。ディスコダンスをカップルで踊る患者もあれば、手に手を取って踊り出すカップルも出来上がっていった。その晩に、数えきれないくらいのカップルが出来上がったのである。

パーティーも終わりに近づき、バンドの演奏もどんどんアップテンポになっていったが、曲とは、まったく無関係に、チークダンスを踊り続ける患者もいた。急性の強迫性障害の患者が踊りたいと思い、まごまごしていた時には、他の患者がポンと背中を叩いて、踊れるように導いたのであった。でもこの患者は、一旦踊り出すとよほど強く止めない限り、いつまでも踊り続けていた。パーティー最後のダンスであることに慣れている患者たちは、今度は音楽が鳴り響いている限り、ディスコダンスを踊り出した。

「踊り明かそうぜ！」「朝まで踊ろうよ！」と、叫び始め、「イェーイ！　朝まで踊ろうよ！パーティーが続く限り、踊り続けようぜ！」と。

この声を聞いた院長は、意を決し、どうやって指導体制を作るか、さらに朝までの勤務となると、職員たちは、聞いてくれるのかどうか。いろいろ脳裏を駆け巡らせていた。そこで院長は、彼に意見を求め、「どうしたらいいかな。職員の勤務についてだが？」と言ってきた。彼は、「数人の深夜勤の職員は、必要かもしれませんね。しかし、今晩は私が当直医ですから、責任もってここで当直しましょう。ですから、残っている患者たちには、朝までパーティーということにしませんか？」。

以降、現実には何が起こったのか。既に、二人、三人と職員たちは、ベッドルーム（仮眠室）

に行ってしまい、ほとんどの患者たちも「眠たくなったなあ、部屋へ戻ろうぜ」と、次から次へと眠りについたのである。みんな興奮で眠ることを忘れていたのだが、一人、二人とベッドに戻り始めると、我にかえって急に眠くなったようである。

翌日は、休日になっていた数人の職員が、深夜に病院に着き、援助を始めたのであった。多分、院長か他の職員が、依頼したに違いなかった。「おー！　助けに来てくれたのか？　本当に感謝するよ！　君たちには、特別手当が出るように理事長に進言しておくからな！」と、笑みを浮かべて、彼は感謝の意を示していた。

この日以来、感情鈍麻、自閉的であり、何もしない無為とされていた患者も、人間としてみなされるようになった。

「国際障害者年」の転換

精神障害者は、突然、人間になった!?

幸運なるかな、彼が望んだとおり、病院の開放計画は早期に進んでいくことになった。この基本的理由は翌年、日本が「国際障害者年」の議長国になることが決まっていたからである。1970年代の終わり頃のことだ。この時、政府や官僚たちは、「日本は、世界で有数の障害者を尊重し、障害者に最高級の施設や設備を与えてきた最も進歩した国である」と、世界に向けて宣伝することを最優先目標としたのであった。

そのため か突然、劇的に障害者による大小の犯罪記事がマスコミから姿を消し、信じられないくらい、障害者を高く評価する記事が増えたのであった。これは、1975年以前の、マスコミによる障害者の犯罪報道とは、比べものにならないほどであった。それまでは、取るに足りない事件であっても、その犯人が障害者、特に精神障害者の場合、新聞などでは第1面の大半を使って報道し、社会面では個人のプライバシーも無視され、詳細に成育歴、家族構成などが掲載されていた。その上、「専門家」と称する学者の見解まで、克明に報道されていたのであった。端的に表現するなら、「健常者と言われる人の強盗殺人事件」より、「精神障害者の不法侵入」の方が、大々的に報道されたと言っても言い過ぎではなかったのだ。

ところが、この1975年頃を境に、余りにも突然に精神障害者を含めた全障害者の人権が、強調されるようになったのである。そのため、その時だけはそれまでは考えられもしなかったくらい、精神障害者にとっては、住み心地の良い「国策」が出されたのである。これらの「国策」は、彼を含め、患者中心医療を続けようと試みている人たちにとっては、実に、好都合であった。

こういうなかで、日本精神神経学会は、患者の扱いを知るため方々の精神病院を極秘裏に調査し始めた。そして、多くの研究の方向は、まったく反対の報告へと変わった。たとえば、未だ向精神薬の発見される前に、ロボトミーを行っていた研究所を激しく非難する報告が学会で行われると、マスコミは、これに呼応するがごとく、一大ニュースとして取り上げたのであった。だが、このまったく新しい障害者政策は、ただ単に国家官僚の一時的な気まぐれであり、ほんの一時期しか続かないものであることは、明らかであった。

日本の国家・官僚は、その「国際障害者年」に限って、国際的に〝障害者に理解のある国〟であるとして評価されることだけを考えていた。勿論、それは日本の内実を知らない、外国の報道陣だけのものであったのは、言うまでもない。事実、同じ頃、本邦の新聞記者が精神障害者に成りすまして精神病院に入院し、「いかに、精神障害者は、非人道的、悲惨な扱いを受けているか」ということを告発した書籍が、ミリオンセラーになっているのである。

こうして、「国際障害者年」の翌年より、豪華な施設にいた障害者は、突然、行き場所がなくなり、惨憺《さんたん》たる精神病院へ詰め込まれたのであった。また、統合教育（健常児と障害児が同じ施設で教育を受ける）は、急遽廃止され、行き場所をなくした障害児童は、有無を言わせず、障害児施設への入所を進められたのである。

豪華な障害者のための施設は、さらに豪華となり、国家公務員の保養施設となったり、一般開放のため改築され、今日まで障害者とはまったく無縁の施設になっている。しかし、彼は、このような現実とは別の世界で、患者中心の医療を進めていたのである。

第7章　病棟での患者の恋愛と結婚

恋愛を禁止すべきか？

従来の精神病院の医師を含めた職員は、患者同士の恋愛を嫌う傾向にあった。しかし、彼は、「男女が好きになるのが自然であり、嫌うなんて偏見差別もはなはだしい」と、常日頃より訴えていた。「勿論、異性同士が愛しあえば、当然、セックスを行う可能性もあることは、十分承知の上ですよ。だって、彼らも同じ人間ですからね」とも。

この病院の歴史のなかでも、彼は、わからずやの職員や医師たちが関わり、数々の悲惨な結果を迎えたカップルがいたことを知っていた。したがって、いかにオープンシステムが進もうが、恋愛を許さないこの病院の体制は、依然として患者を人間としては扱っていないと考えていたのである。

たとえば、ある男性患者が、マスターベーションをしているところを職員に見つかった場合、即刻、中断させられ、二度と行わないように両手を縛りあげられていた。

また、ある女性患者が、面会に来た夫と面会室でセックスを行っていた時のことである。新婚のカップルであり、当然の行為と思われたが、これを見つけた職員が強引に中止させ、妻は保護室へ入れられ、夫には、二度と面会に来ないように怒鳴りつけたのであった。

彼は、職員たちが陰に隠れて、このような患者を非人間的に扱っている状況を、数えきれないくらい見ていたのである。

そして、院長自身、患者の妊娠には異常とも思えるくらいに、反対していたのであった。この考えは、既に退院した患者にまで、しつこいくらいに押しつけていたのであった。院長の、患者に対しての妊娠反対の理由としては、「服薬している薬物による奇形児出産の可能性が大である。自分のことでさえどうにもならないのに、奇形児を出産したらどうなるんだ！　再発した時には、誰が奇形児の面倒をみるんだ！」と、いうものであった。

しかし、彼の根本的考えは、「仮に、奇形児出産の可能性があったとしても、全てを患者が決定するようにならないと、本来の平等とは言えないのではないでしょうか。奇形の可能性は、薬だけではないでしょう。薬と決めつける方が偏見につながりませんか？」というものであった。

現実的には、向精神薬による奇形の発生率は、ある数種類の抗てんかん剤を除いてかなり低く、大気汚染の方が数千倍奇形の危険性があるとも言われている。同時に、出産を契機に、育児を行っている間に、寛解（注）に至った患者数の方が半数以上であるというデータもある。欧米などでは、抗うつ薬を含め、全ての神経関連の薬物が即ち催奇性あり（注）とするのは、ただの無知とされている。

彼は、「完全なオープンシステムというのは、ただの結果でなければならない。病院のルールの下で生活する患者の行動や要望が満たされて、始めて完結したと言えるのではないでしょうか」と、強調したのである。さらに、「患者を含めた全ての人たちが、性欲を持っているし、子供を産み育てたいと望んでいるということが、完全に自然なこととして認められないことには、平等とさえ言えないのではないでしょうか？」とも、訴えたのである。

彼は、全ての職員に、「この病院の院長は、あなた方に、この病院が閉鎖されたところからオープンシステムになった時に、如何なる時でも、不要な無用な拘束をしてはならないと命令を下したのです。そのため、男女の付き合いを禁止することも命令違反になります」と、微に入り細に入り強調したのであった。しかし、どれだけ自由や平等というものを強調しても、容易には進まず、激論が長い間、繰り返し繰り返し行われたのであった。

ほとんどの職員は、「精神を患っている患者には、異性との付き合いなど、絶対に許されるものではない！」と、主張していた。また、「患者に対しては、愛だの、恋だの、絶対に許してはならないのが、この病院の自然な方向である！」と、まで強調する者までいた。

こうして、病院では、「患者には、完全に男女の付き合いを禁止すべきだ！」と、いう結論に達しようとしていた。しかし、現実は、思わぬ方向に進んでいた。他人の心を操作しようなどという愚かさが、露呈したのであった。

（注　精神疾患では、「治癒」と判定されることが困難なため「寛解」という。「寛解」とは、症状が一時的あるいは永続的に軽減または消失することである。「催奇性」とは、奇形児の発生を促す性質のこと。）

1階と2階の恋

職員たちが、無意味な討論を行っている最中に、2階の閉鎖病棟に住むサナエという女性と、1階の準開放病棟に住むサブロウという男性の恋が始まり、進んでいた。

ある朝、彼女が働きに出かけようとしていた彼に、窓越しに手を振った時から、最初の恋心が芽生えた。彼にとっては、入院生活を12年も過ぎた後であり、彼女にとっては、入院生活を20年も過ぎた後の初めての出来事であった。まさに、二人にとっては、記念すべき日であった。彼女にとっての笑顔は、入院以来初めてのことであり、二人にとって、笑顔で目と目で語るのも初めてであった。

その日まで彼女は、彼と会ったことも、話したこともなかったし、気にしたこともなかった。まさに、偶然の出会いであった。

以来、サナエとサブロウは、互いに窓越しで話すようになった。そして互いに、外で会うことを誓い合ったのだが、現実は容易ではなかった。未だ患者同士が、二人きりで窓越しでさえ個人的に話すことは禁じられていたのだ。だが、サナエとサブロウは、職員の監視の目をくぐって、秘かに会うことを喜び合ったり、楽しんだりしたのである。

サナエは、サブロウと出会うまでは、慢性的に自殺を行うことばかり考えていたのだが、サブロウとの出会い以来、まったく自殺傾向は見られなくなったのである。彼女は、20年ぶりに初めて生きる目的を持ったのである。

しかし、鈍感な彼女の主治医は、「新薬を投与して以来、慢性的な統合失調症の患者は、奇跡とも思えるくらいに改善したのである」と、学会で報告したのである。実のところ、彼女は、一切の薬を飲んでいなかったという。そして、飲まなかった薬は、こっそりと窓の外へ捨てていたそうだ。

彼女の病状は、急激に改善し続け、あたかも、健常者と見間違えられるくらいになっていた――全ては、サブロウとの出会いの日以来である。画期的な改善を示したサナエは、医局の准秘書として選ばれ、そこで彼女は、一生懸命に働いたのである。

それでいながら、彼女は、閉鎖病棟に在院させられていたため、サブロウが仕事を終えて病院へ帰る前に、病棟に戻らなければならなかった。もし、サナエが、医局での仕事をわざと遅らせておれば、サブロウと会えることが出来たのだが、彼女にはそのようなことが出来なかった。

そんな時、サブロウの主治医である院長は、二人の関係に気づき始めていた。そこで、サナエの主治医に、話し合いを申し込み、「彼女の仕事を少し、長く出来ないかね？　もう少し彼女の仕事が遅く終わると、ちょうど病院へ戻ってくる彼氏と会うことが出来ると思うんだがね」と言った。

だが、主治医は、「そう言われても、そんなことは出来ませんね」と、頑として受け入れようとしなかった。また、「患者は、規則を守らなければいけませんからね。たとえ、院長の頼みであっても、患者は、決められた時間に病棟に戻らないと、必ず罰せられますからね」とも答えた。

そこで彼は、主治医である副院長に尋ねた。「副院長、もし彼女が、私からの依頼で重要な仕事を仕上げることが出来ずに、病棟への帰還が遅れた場合はどうなるのでしょうか?」と。「そういうときは、致し方ないと思うがね」と、主治医は同意せざるを得なかったのである。

翌日は、サナエとサブロウにとって、初の待ち合わせであったのだが、今度はサナエに与えられた仕事が時間を食ってしまったため、予定の時間を過ぎてしまい、お互いに会うことが出来なかったのである。

彼は、「私の作った予定が完全に外れたのです。それには、私自身が、彼女の几帳面さを考えに入れていなかったことに由来すると思います」ということであった。そして、彼は、「もう一度、二人が会えるようにするため、私にチャンスを下さい」と、苦慮の結果、遂に二人が会えることが出来たのであった。

二人は、笑みをたたえながら、2階病棟の入口で出会い、病院の玄関へ、そして渡り廊下へと歩いて行ったが、二人とも恥じらってか、廊下の両端を離れて歩いたのであった。この二人は、病院という同じ空間で余りにも長い間生活してきたため、付き合い方もわからなかったようだ――リラックスすることさえも、わからなくなっていた。そこで院長は、「夕食までまだ時間があるのだから、病院の周辺を一緒に散歩してきたらどうかな？」と、勧めたのである。

二人は、病院からわずか2メートル歩き出しただけで、ほんの10分後に戻ってきたのである。このようなことを繰り返す間に、二人の間は徐々に近くなり、そして手に手を取って歩くようになっていった。

月日のたつのは早いもので、初めて二人で歩き出してから1年を経た時、サブロウはサナエに、「院長先生に、僕たちの事を話してみたいのだが、いいだろうか？」と言った。サナエは、「良くわからないの……今まで、自分で物事を決めたことがなかったから……自分というのがわからないの……何をするにも、みんな病院の人たちに命令されてきたから、自分の心もわからないの」と答えるしかなかった。

サブロウは、「それじゃ、僕が決めてあげるから、それでいいかな？　サナエの気持ちは、良くわかっているから、黙って、僕についてこればいいように。そのために、もしよかったら、一緒に生活しようかと決心したんだけど、それでいいかな」と尋ねた。「サブロウさんが、そう決めたのなら、私は、ついて行くわよ」とサナエは答えた。

ここまで至るには、長い、長い時間を要したのであった。そして、サブロウは、サナエを伴って院長を訪ねたのである。「院長先生、これまで長い間、二人で話し合ったのですが、サナエと私は、結婚しようと決心したのです。院長先生の許可を頂きに来たのです。結婚してもよろしいでしょうか?」。

院長は、「おー、おめでとう! おめでとう! 早速、結婚式の準備をしなければ! こんなおめでたいことは、未だかつてなかったことだからな! でっかくやろうじゃないか!」と、自分が結婚式を挙げるかのように喜んだのであった。まさに、院長が夢にまで見た、病院での結婚式であった。

初の結婚披露宴

二人の結婚式は、近くの神社で行われ、結婚披露宴は、病院の大ホールで行われた。披露宴に招待されたのは、病院に生活している全ての患者はもとより、二人と関係の深かった人たち全てが招待された。勿論、バンド「フリーダム」は、自由の象徴として宴を盛り上げるために出場した。

新郎新婦は、温かくも盛大なる拍手で迎えられ、ゆっくりと披露宴会場に入場した。二人とも、恥ずかしがり屋で無口、しかも、大声で笑ったこともなかったが、この盛大な宴を達成することが出来たのだ。

パーティーの開会の挨拶は、院長の役割であった。「新郎新婦と患者の皆さん。これまで、長い間、耐えに耐えなければならない生活を強いたことに、心よりお詫び申し上げます。特に、新郎新婦は、病院の心ない、非人間的な規則の中で、お互いに立派な出会いを得られたのです。今日、あなた方は、深く、温かい、永遠の愛を獲得されました。それと同時に、あなた方は、私たちに、病院の悪しき規則を変える機会を与えてくれました。あなた方は、長い間、病院の中で人間として扱われてこなかったにも拘わらず、今や、あなた方は、真の人間としての愛を獲得されました。私は、心から、患者の皆さんにお詫びをしたいと思います。私は、土下座してでも許しを請いたいという気持ちです。私は、今日のような晴れがましい日を迎えることが出来るように、これを助けてくださった方々に、心より感謝申し上げます」。

招待客の中には、院長の言葉を噛みしめながら、すすり泣く人たちが出始めた。そして最後に、院長は、「ちなみに新郎は、その働きぶりが認められて、正規社員としての採用が決定いたしました。私は、二人の永久の愛と幸せな人生を祝うべく披露宴において、温かく、そして、大きな拍手を送りたいと思います。長い間、辛い思いをさせ、耐えさせてしまったことに、心からお詫びを申し上げます」と、締めくくったのである。

実のところ、この院長のスピーチは、彼、富山雅生が書いたのである。院長は、頑強にこのようなスピーチをすることを拒んだのであったが、「院長の患者への真摯な詫びの言葉こそ、患者と病院職員の間を結びつけることが出来るのです」と、無理やり説得したのである。院長は、仕方なくこれに応じたのだが、院長の本心は、病院をオープンシステムにすることにより、自己を顕示し、病院での権威を確立しようとする意図のためであった。

　これとは対照的に、彼の目的は、人間として真の平等性を獲得するところにあった。その結果として、院長自身のスピーチとして行われたが、結局のところ、彼に実権を握られてしまっていると思い込んだ院長は、さらに彼を恐れるようになっていったようである。院長は、彼に見下されているように感じるようになったのだが、反面、対外的には、常に院長を前面に立てるように行動していたため、所謂、アンビバレンスのような感覚を抱いていたようである。

　一方においては、彼は、常に院長に助言し、教え込むような立場を取りながらも、院長のリーダーシップを前面に出すことに努力していたため、院長は、彼に対しては何処にあっても、劣等感を抱かざるを得なかった。この結婚披露宴以来、院長と彼との間は、さらに不協和音が強調されるようになっていったのである。

　盛大な拍手は、新郎新婦に対して送られたのか、あるいは、院長のスピーチに送られたのかは、明らかにはならなかった。しかし、多くの涙と拍手があったのは確かで、彼は、バンド「フリーダム」によって雰囲気を変えるために、ウエディング・マーチを演奏し続け、みんなが気持ちを入れ替えるのを待ったのである。そのうち、全員が音楽に引き込まれ、アンコールの連続となった。

「まだまだ、会場はじめじめしたままだ！」と感じた彼は、ワグナーのウエディング・マーチを、病院全体に響きわたるくらいに演奏し続けたのであった。これほどの音楽による大きな出来事は、たぶん、初めてのことであったと想い起されるのである。

この音楽は、全ての招待客からスタンディング・オベーションを受けたのであった――バンド「フリーダム」にとって、クラッシックを演奏したのも初めてであり、クラッシックによって拍手喝采を受けたのも初めてであった。

それ以降、多くのスピーチが行われた。新郎の父は、「何年もの間、面会にも来なくて本当に申し訳ない事をした。お前に詫びる言葉もない」と。

新婦の母は、「お前のお父さんが生きていたら、さぞかし、喜んだだろうね。お前には、伝えなかったけど、お父さんにとっては、お前の結婚式が初めてになるはずだったんだよ」と。

これを聞いた新婦は、大声で泣き出したのであった。そのため、主治医は、これだけ泣き続けると病気が再燃しないかと心配し、向精神薬の注射を準備し始めたのである。しかし、全ての招待客――長期にわたって入院してきた患者の招待客――は、病院での、自分たちの、悲しく、惨憺たる過去を想い起しながら、抱き合いながら、泣き続けたのであった。

驚いたのは、ほとんどの看護師は、全ての患者に対応できるだけの精神安定剤の注射を準備していたことである。しかし、我にかえった主任看護師が、「さー、音楽を始めてもらいましょう！　みんなで一緒に踊りましょう！」と、声をかけるや、自然とフリーダムの演奏が始まり、みんなは踊り出し、パーティーの雰囲気は一転して明るくなったのであった。さらに、スピーチとダンスが、交互に続いたのである。

出席者のなかに、よぼよぼの、年老いた元警察官もいた。彼は、10年以上前、新郎が無断離院した時に、嫌な顔ひとつせずに探しに行くのに協力してくれた警察官であった。彼のスピーチは、長く、細かすぎるくらいであった。「ワシが、どうしてここに招待されたのか。何か不自然なような、不思議なような気がしてならない。サブロウ君のことは、よーく知っている。あの時は、ワシも若かったからね。サブロウ君には、いや、新郎には、本当に悪い事をしたよね。勘弁してくれないかね。ワシは、サブロウ君、新郎のことを良くわからんかったからね。勘弁してくれよな」。

「何をおっしゃるのですか。許すも許さないもないですよ。私の方が感謝しているのですから」と、サブロウは、その老警察官の手を取って、固い握手をしたのであった。周囲の客には、話の内容がまったくわからないままの長いスピーチであった。

狼狽している老元警察官に代わって、新郎が説明しようとしたところ、「ありがとう、許してくれるんだね！」。「勿論ですよ。本当に来て頂いただけでも感謝していますから」。「ありがとう、あ・り・が・と……」。

老元警察官は、ひざまずき、そのまま後ろに倒れ、息を引き取ったのである。即刻、蘇生術が行われたが、効なく満足げな顔をして、帰らぬ人となっていたのである。

このような事態になって、患者、他の招待客を問わず、みんな動揺を隠せないほどになっていた。しかし、老元警官を送った後は、またもや、フリーダムが披露宴の雰囲気を回復させ、どんどん興奮がエスカレートしていったのである。5時間経ても、披露宴はまだまだ終わりそうにもなかったが、フリーダムのお開きの演奏でめでたく解散になろうとしていた。

そんな時、またもや古くから病院で働いている職員たちが、精神安定剤の注射を準備しながら、「私たちは、今晩、寝ないで患者たちの興奮を抑えますから、よろしいですね！」と、場もわきまえず、大きな声を挙げたのである。これに気づいた院長は、「君たちは、一体何をしているのかね！　ここにいる人たちは、何処にでもあるような結婚披露宴なんかより、よほど感動しているのだよ！　患者が希望しない限り、絶対に注射は禁止する！」と怒鳴った。

「それは、一体、どういうことですか？　患者に注射をするかどうかは、私たちが決めることですよ！　それを患者の希望があれば許可するなんて、先生は、間違っています！」と。

「黙りなさい！　今晩は雅生君が当直です。彼は、病棟の中で朝まで過ごすと言っているので、良く心に留めときなさい！」と院長。

さらに、「それがどうしたというのですか？　あんな若い先生に、何が出来ると言うのですか？」と職員たち。

「黙りなさい！　何度言わせるのですか？　今晩は雅生君が、全てを取り仕切りますから、如何なることがあっても、雅生君に従いなさい！　わかりましたね！」と院長は断言。

しぶしぶ看護師たちは、パーティーに戻って行ったが、終始、ふてくされたような、馴染まない表情で着席していたのであった。その時彼は、院長だけが患者の心を受け止め、理解していると感じたのである。

披露宴も、お開きの時間がとっくに過ぎており、院長が来賓に感謝の挨拶をした。「皆様、本日は、お忙しいところ、お出でいただき、心より感謝申し上げます。ここで新郎新婦の未来を祝し、鏡割りと行きたいと思いますので、皆様、ぜひ、ご参加ください」と、特別にアルコールの入っていない、酒の匂いと味も極めて似ている樽が用意されていた。院長の苦肉の策で、知人に頼みこんで作ってもらったのである。

「新郎新婦の幸せと皆様の幸運を祈りまして、鏡割り！　二人に乾杯！」。新郎新婦は、静かに礼をして退席となり、穏やかになった。精神病院で行われた、歴史的にも最初で最後の「患者による、患者のための結婚披露宴」であった。

出産の解禁

二人の生活は、新居であるハーフウェイハウスから出発した――ハーフウェイハウスというのは、退院した患者が完全に独立するまでの間に過ごす、病院の経営する安価なアパートであり、看護師が寮母となっていた。そこには、一つのテーブルと炊飯器と湯沸かしポットがあるだけで、他には、何らの家具も用意されていなかった。

新妻であるサナエは、多くの準備を新居でしなければならず、しかも彼女は、炊飯器など今まで使ったことのないものもあった。しかし、彼女は、誰にも命令されることがなく、自由に意のままに行動できたのである。

初めての朝食後、二人は、病院の病棟職員や事務職員へ、結婚式の挨拶に走り回らなければならなかった。全ての病棟では、二人は頭を下げるだけで、「おめでとう！　頑張るんだよ！」「いつ子供を作るんだね？」「朝ご飯は食べて来たの？　お腹いっぱい食べないと赤ちゃんは出来ないからね！　楽しみにしているからね！」「ちゃんとしっかり食べるんだよ！」と、元気づけられたり、期待されたり、いろいろな励ましの言葉をもらったのである。

挨拶まわりが終わるや二人は、すぐに仕事に出かけた。サブロウは、その日から正社員として出勤しなければならず、そしてサナエは、病院のパートタイマーとして勤めることになったのである。これは、二人が結婚を許された時の条件でもあった。

サナエは仕事を終えると、買い物に出かけ、夕食の準備を行いながらサブロウの帰宅を待っていた。今日からは、サナエは、病院の玄関でサブロウの帰りを待つことになり、2階病棟の窓から待つことはなくなった。サナエの目にサブロウの姿が入るや否や、サナエは、走ってサブロウを迎えに行ったのだが、総動員で見ている職員や患者の目を気にして、恥じらいながら、「お帰りなさい！」と、声をかけたのである。そして、いつものように離れて歩いて来たのであった。

これを見た彼、雅生が、「二人共、手をつないで一緒に歩いて来なさいよ！　ちゃんと二人並んでいらっしゃいよ！」と、声をかけたところ、「わかりました。雅生先生の命令でしょうか、指示でしょうか？　一緒に手をつないで戻ります！」と、おどけたように二人は、大笑いしながら手を握り合い、歩いて来たのである。

しかし、彼は「先生の命令ですから」と、聞いた時、直ちに「ごめん、ごめん！　命令じゃなくてマナーを教えたんだよ」と、彼らに配慮したのである。これは、神経質なくらい患者たちが長い間、自分の意志を表現することを許されず、「命令」の一言だけで生活して来ざるを得なかったことへの詫びの気持ちを表していた。

「今日からは、もう自分の意思で行動するんだからね！」と、しつこいくらいに強調して回ったのである。

「雅生先生、ありがとうね」と、二人が感謝してくれたが、実際には彼の方が、本当は感謝していたのである。

それから、2年の歳月が経て、サナエが彼に、「一つ大変な相談があるのです」と言ってきた。

「相談？　何でもどんなことでも聞きましょう」と彼。恐る恐るサナエは、ふるえながら話しだした。「実は、もう何カ月か生理が来ないのです」。

彼は、「おー、良かったじゃないか！」。

「そうじゃないんです」とサナエ。

「そうじゃないというと、おめでたじゃないの？」

「いいえ、確かに妊娠していると思います」

「それは、それは、おめでたいことじゃない！」

サナエは、言いずらそうに話し始めた。「先生も憶えておられると思いますが、私たちの結婚は、院長先生から、『絶対に子供は作らない』という条件でお許しが出たのです」。

「馬鹿なことを言うんじゃありません！　おめでとう！　おめでたですよ！　勿論、院長も、あなたの主治医も、子供を作らない、妊娠しないという条件で結婚の許可を出されたのは、憶えていますよ。しかし、サナエさん！　あなたは、母親になることに喜びを感じないのですか？」

彼は、院長の下した条件には、最初から同意しかねていた。狭い病院の中では、すぐに、この情報は、院長の耳に入った。

院長は、二人を院長室に呼び、主治医と共に実に冷静というより冷酷に、「君が妊娠したことは知っている。約束通り、即刻、人工妊娠中絶を受けて来なさい。最初の約束を忘れたわけじゃないでしょう。早い方がいいでしょう。婦人科の先生に連絡しておきますから、すぐにでも行って来なさい」と言った。

しかし、彼は、どうしても院長の意見に同意しかねね、「これだけの月日が経っているのに、どうして、中絶しなければいけないのですか？　既に、お腹の中で生きている赤ん坊の命を取れと命令しておられるのですよ」と反論した。

院長は、冷静に柔らかい言葉で、「君はまだ若い。誰が子供を育てるのかね？　もし、サナエの病気が再発した時や、二人の病気が再発した時には、子供は一体どうなるのかね？　さらに、あれだけの薬を長期に飲んでいるんだよ。奇形児が生まれたら、それこそ悲劇じゃないかな？　誰がそんな子供の責任を持つのかね？　君も知っての通り、三人にはならないという条件で、現在のハーフウエイ・ハウスに入居したんだよな」と言う。

その場では引き下がることにしたが、彼は、どうしても院長の意見を受け容れることが出来なかった。以来、サナエらは、これからのことを話し続けたのである。

「このまま、闇夜に紛れて逃げようか？」

「そんなことしたら、仕事は失う上に、沢山の人たちの援助まで失ってしまうことになるのよ」

「そうだな、余りにも危険が多すぎるな」

そして、二人は、彼、雅生を交えて相談した結果、「考えていても答えが出てこない。私が院長に直接会って、死に物狂いで院長に考えを改めてもらうことにしよう」という結論になった。とは言ったものの、彼は院長が根っからの、子供嫌いであることをよく知っていたので、如何ともしがたいこともわかっていた。数日間、どうしたら良いのかと考え続けたが、結局、結論は出なかった。

彼、雅生は、「もし、この初の結婚式が不成功に終わっていたなら、将来的に結婚した患者たちも、同じ不幸に見舞われるだろう……」と悩んだ。

そして彼らも、「僕たちは、このハーフウエイハウスでどんな子供が生まれようが、たとえ奇形児であったとしても、育てて行く自信は持っています。ここで、三人で暮らすことが出来れば、それ以上は一切求めません！」と、決心していた。

二人は、再び院長室を訪れ、子供を産むことを許してもらおうと必死に頼み込んだ。院長は、笑みを浮かべながら、「まいったなあ、許すほかないみたいだな。妊娠してしまったのだし、後は、出産だよな。雅生先生が君たちを力づけていたのは、気づいていたよ。しかし、彼は、医者だから、君たちが考える以上に、心配していたようだな。彼こそ君たちにとって、最も良き医者だよ。君たちに任せるから、このまま今の部屋に住みなさい。それから、産科の先生には、出産のことをお願いしてあるから、心配いらないよ。将来のことは、僕に任せなさい。それよりも、雅生先生に感謝するんだな。そして、サナエ君はお母さんになるんだから、身体を厭《いと》うんだよ。十分に睡眠を取って、何か変わったことがあったら、すぐに私に知らせなさい」と、以前とは、打って変わったような配慮であった。二人は、院長の余りにも大きな変わりように、感謝を繰り返し、部屋を出た。

「雅生先生、部屋に入って来なさい。君は、実に危険な医者だな。今回の君のようなことをする医者なんて、未だかつて見たことがないよ。一緒に、この病院に骨を埋めなよ」と院長。

彼にとってこの時ほど、院長に感謝し、院長を尊敬したことはなかった。しかし、これは院長一流の「愛」のポーズで、その本音はとんでもないものであることには、雅生は気づくはずもなかった。

子供との生活の始まり

サナエが臨月に入り、三人部屋に移動した時、賃貸料は少し上がったが、家計を危うくするほどのものではなかった。それは、サブロウが勤勉に働いたため、かなり昇給したからである。

サナエが初めての陣痛を覚えた時、すぐに院長に伝えられ、院長は、直ちにサナエたちの部屋へ飛んで行き、産科医に連絡した。産科の病院に着くや否や、サナエは分娩室に運ばれ、みんなが見守る中で大きな声で、「オギャー、オギャー！」と泣く声を聞いた。まさに、病院中に響きわたる声であった。感動の一瞬である。サブロウは、繰り返し、繰り返し、院長はもとより他の職員たちに、「ありがとうございます。ありがとうございます。何度、お礼を言っても足りないくらいです」と言っていた。

赤ん坊との初対面にあたっても、喜びを表現できないくらいであった。そして、みんなからの「おめでとう、良かったね！」。「元気な子だね、おめでとう」。「どこも異常ないじゃない。良かった、良かった！」というお祝いの言葉を、信じられないような顔をして受けていた。

彼、雅生は、「院長は、何と大きな心の持ち主なんでしょう！　これだけ幸せそうな院長の顔を見たのは、初めてですよ！　本当に驚きましたね！」と、院長の変貌ぶりに驚愕し、心底、喜びを感じたのである。

この時彼は、院長の人物の大きさに多大な影響を受けた。彼は、既に、病院から放逐される計画が進んでいることも知らなかったのにも拘わらず、院長の哲学は、今でも忘れられない。院長は、何事にも熟慮し、周囲の人たちに対しては常に用心深かった。そのような院長の思考は、最初は錯覚程度であったのだが、そのうち妄想的になることも多くなっていった。その一つとして、彼が院長を陥れて、病院から放逐しようなどという考えは微塵もなかったのだが、院長の方では、一度、信じると訂正がきかず、自分が放逐される前に彼を放逐しようと決心していたのである。妄想に駆られた院長は、常に彼を放逐することだけ考えるようになり、最終的には、その慎重すぎるくらいの計画を立て、数年後には、彼を陥れ病院から放逐することになる。そこで、彼は、自らの人生哲学と、院長の自己顕示性だけのための、見せかけのヒューマニズムの違いを知ったのである。

当初、サナエとサブロウは、赤ん坊と一緒にハーフウエイハウスに住んでいたが、契約によりこの家族は、病院の敷地から出るように通告された。常識から考えても、彼らにとって何らの援助なしで、サブロウの給料だけで生活して行くことは不可能に近かった。まずは、食費を削ることから始め、サブロウは、昼ご飯として小さなパン切れだけとし、サナエは、昼食をとらないことにして、夕食だけは、やっとのことでとれるようにしたのである。しかし、サナエが昼食をとらなくなって、すぐに母乳が出なくなり、粉ミルクを買わなければならなくなったのである。彼らの困窮は、減るどころか、かえって増加することになってしまった。

彼は、彼らの状況を改善すべく、いろいろな助言をしたのだが、一切受け付けず、遂に赤ん坊まで痩せてきたのに気づいて、初めて援助を受けることを了承したのであった。サブロウは、「独立して生活するというのが、院長先生との約束です」と、主張し、サナエも、「どのような援助も受けないというのが、院長先生との約束なのです。三人一緒に生活して行くことが出来れば、それが一番の幸せなんです」と、強調し、何を言っても援助を受けることはなかったのである。

そのような時、彼ら家族が、二度と這い上がることの出来ない、悲惨な状況が待っているとは、誰も気づかなかった。

保護室で作られる患者

一人の人間が、他の人間を下にランク付けして見ると、これを変えるのは不可能に近い。

病院では、患者たちは医者、職員や外の人たちから、一度、「異常な人間」としてみなされたら、どれほど外へ出ることのできる自由を与えられようが、どれほど外の人たちと仲良くなろうが、どれほど責任を果たそうが、やはり「異常者」としてみなされるのである。「患者」は、病院にいる限り、他の何者でもなく「患者」として然るべき依存をしていると示さなければならないし、それゆえ、「健常者」とは異なるということも意味している。言い換えるなら、病院は、「健常者」と「患者」は異なった存在である、という見方を絶対に変えないのである。

先に、長期にわたって、無理やり閉じ込められてきた患者の行動や感情面について説明した。そして、初めて入院してきた患者は、必ず「保護室」という独房に入れられるということを忘れてはならない。――この悲惨な光景を初めて見た彼は、このような状況が夢に出てきてうなされたことが、何度も何度もあった。

この理由は、「新しく入って来た患者がどんな患者かもわからず、しっかりと保護室で観察して、職員が接触できる患者であることを確認しないと、どんな暴力的なことをされるかわからないので、これを予防するため、保護室に1週間以上は入れておく」と、いうことである。そして、このようなことは、今日でも慣習として行われていると聞く。

患者は、無理やり、新しいまったく知らない環境に連れ込まれる。そして、即刻、威嚇され、独房に入れられる。勿論、患者は、過敏になり、焦燥感が出てき、不安定となり、感情的にも、行動も、度を超えた経験と表現を余儀なくされる。そうなると、さらに独房生活が長引き、悪循環が始まる。

こうして、患者は、悪化した病状で独房生活から引き出され、「不安定で、他人に対して危険である」と、診断される。そして、「真の精神病者」として治療を受けることになる。この治療とは、主治医からの芸術療法、精神療法、行動療法等などの処方であり、治療である。しかし、何も変わることはない。

外へ、仕事に出ることのできる、ほんの数人の患者たちは、ハーフウエイハウスへの入居適格者として扱われるようになる。一度、ハーフウエイハウスの住人となると、彼らは、退院者とみなされ、そこが住まいとなる――というのは、彼らの昔住んでいた家は、既に、どのような理由であれ、彼らのものではなくなっているからである。それにも拘わらず、彼らが、ハーフウエイハウスに住めるのは、独立が出来るまでの、たった3年と決められている。

長期にわたって、長年にわたって、彼らは、閉じ込められた環境に適応させられてきたにも拘わらずである。

彼らは、文句を言うわけでもなく、反抗するわけでもなく、如何なる命令にも従順な、実に穏やかな人たちであった。彼らは、10年以上もの間、同じ低賃金で働かされていたにも拘わらず、穏やかな態度を貫いてきたのである。彼らにとっては、24時間いた鉄格子の中から出ることは、この上ない幸せであったため、喜んでこのような悪しき扱いに耐えてきたのである。

作業療法か？　労働報酬か？

ある日、小さな会社の社長と称する人が、病院に訪ねてきた。「私は、これから精神障害者のために、人生を捧げようと思うのです」と言う。

彼の名前は、ヒトシ。院長は、「どういうことでしょう？　本当の考えを教えてください」と、尋ねた。その人は、「病院の患者たちは、もっと先生方や職員の方々のために働くことが出来ると思うのです」と、申し出た。だが院長は、「ありがたいお言葉ですが、いま一つ、あなたのお考えにわからないところがありますので、今日のところはお引き取りください」と、断ったのである。

しかし、ヒトシは、辛抱強く、たびたび病院を訪れ、遂には「わかりました。それではあなたに、病院の社会福祉士として来ていただこうと思うのですが、如何でしょうか？」と院長が言うと、「何より光栄なことです。それでは、明日から患者の働きぶりを見るために、各会社を見回りたいと思います」と、話がまとまったのである。

見回りを始めるやヒトシは、ショックを受けた。「何と悲惨なことでしょう。こんな安い賃金では、誰も働きませんよ。たとえ、学生のアルバイトであっても！」と。だが、言ってはみたが、雇用者には、どうしても賃金を上げるようには頼めなかったのである。というのは、雇用者にとっては、「患者」という、文句も言わない、安い労働を得ることが出来たからである。もし、ヒトシが雇用条件に対して文句を言えば、即刻、患者たちは仕事を失った。過去においても、現在においても、同じように患者は、雇用者に従うしかないというのが現実である。

この時代にヒトシには、「もう少し、患者に配慮して頂けませんか？」と、頼むことは出来なかった。だが今日では、患者の方から、「誠に申し訳ありませんが、もう少し労働条件を良くして頂けませんでしょうか？」と、頼める状況になってきている。というのは、現在は正式な社会福祉士が存在するからである。

今日、ほとんどの社会福祉士は、公的な法の番人として働いている。しかし、一部の福祉士は、これを理解していないこともある。たとえば、福祉士の仕事は、患者の代弁者となるべきところであるが、逆に会社の手先となっているところもある。

ヒトシは、以前は会社の社長であったことから、雇用者のニーズには、深い理解があった。そのため、患者の勤務条件を改善させるには、大きな説得力を持っていた。彼は、患者の雇用者たちに、「もし、患者の雇用条件を改善する意思がないのでしたら、あなたの会社は、不評を買うでしょうし、あなたの会社への仕事の依頼も少なくなると思いますね」と、丁寧に説得して回った。その結果、雇用条件は改善され、多くの患者たちがハーフウェイハウスから独立して行くことが出来た。

これとは対照的に、外へ働きに出ないで病院内で長い間、働いていた患者の雇用条件は、必ずしも良くはなかった。たとえば、コーヒーショップで働く患者、給食で働く患者、医局で働く患者、倉庫で働く患者などなどは、「作業療法」として考えられていた。そのため、多くの職員たちは、「病院の中で働いている患者は、働いているのではなくて、治療を受けているのですよ。ですから、当然ながら彼らには、給料なんか支払う必要はないと思います」と、主張していた。

しかし、彼、雅生は、「院内の患者の仕事は、病院のルーティーン業務に組み込まれているのではないでしょうか？　現実にそうであるのなら、彼らも、然るべき報酬を受け取る権利があると思いますよ。大なり小なり患者の仕事に依存しているのですから」と言った。

「そんなことはないですよ。病院の仕事は、私たちが行っているのですから」と、看護師が反論しようとしたが、彼は、「本当にそう言えますか？　たとえば、皆さんは休憩時間に、コーヒーショップでサービスを受けられたことはありませんか？」と主張した。

「あれは、マナーを教えているのですよ」

「教えると言われましたが、ここは教育機関ではありませんよ！　現実的には、そこでみなさんがリラックスして、コーヒーを飲んだり、おしゃべりをすることが出来るのは、患者のサービスがあるからでしょう！」

「仕事が出来るかどうか、治療の管理をしているのです。こちらは、仕事をしているのです！」

「そうですか。もし、あなた方が、彼らは治療を受けていると主張されるのでしたら、治療の場で、リラックスすべきではないでしょう！　あなた方は、そこで患者に、何らかの指示をしたり、援助をしたりすべきであり、コーヒーなどは自分でたてるべきでしょう？　現実的には、患者はあなた方のために、働き続けているのですよ。彼らが病院に不可欠な業務に組み込まれている以上、彼らは、然るべき報酬を受ける権利があると思いませんか？」

と、彼は看護師たちの反論を押し切って、その主張を繰り返したのであった。

「私は、多くの職員が患者の業務によって、楽になっているということを見てきました。そうなりますと、あなた方は、患者たちのお給料を上げることに反対することはできませんよね！　私は、患者たちが一生懸命働いているのに、職員はこれを当てにして、いつも楽をしていることに気づいていました」と、彼はさらに言った。

「それは、言いがかりですよ！　私たちだって、一生懸命仕事をしていますよ！」と、看護職員たちが食い下がったのだが、「それでは、作業療法室主任は、どのように思われますか？」と、看護職員らの前で確認をしてみた。

「看護の方には申し訳ないのですが、ここまで雅生先生が見抜いておられますので、これ以上、看護職員の肩を持つわけにはいきません。患者の給料を上げることにします」と、その主任は、はっきり言わざるを得なかった。だが、「しかし、雅生先生！　先生は、病院組織の勤務評価を下げたことを忘れないで下さいね！」と、作業療法室主任は、一言した。

これを聞いた彼、雅生は、「あなた方は、患者が当然受けるべき報酬を支払いもしないで、病院の維持・改善を患者の働きによって行おうというのですか！　あなた方は、このようにして患者から巻き上げようとしているのでしょう！　あなた方は、これまで、患者の働きに対してとんでもなく安い飴一つで、奴隷のように働かせる、どうしようもない強情な人間ですね！　院長の決断に耳を貸しなさい！」と、怒鳴りつけるように、叱りつけるように言い渡したのであった。

良く理解の出来た職員や利口な職員は、「申し訳ありませんでした。先生の言われるとおりです。先生の言われるとおりに致します。このような言動は致しませんから、見捨てないでください」と、謝りを入れてきたのであった。

しかし、何人かの職員は、即刻、院長への御注進に走り、「実情を見て下さい！　あの、雅生という医者は、とてつもない力を持ってしまいましたよ！　これは、院長先生に取って代ろうという計略ですよ！」と言った。院長は彼らに、自信を持って、「彼は、僕を裏切るような男ではないよ」と、伝えながらも内心、彼、雅生に、さらに強い怖れを抱くようになっていたのである。

ともあれ、この出来事は、「患者の働きに応じて、報酬が支払われる」という形で終わりを得た――たとえ、作業療法と考えられる仕事に対してもである。そして、その仕事が、病院の業務に貢献あるいは、助けになるのであれば、必ず患者には、報酬が支払われると。勿論、この制度は、「機械によって行われた場合は、一切の報酬は支払われない」とも決められた。

この問題については、昼夜ともなく、繰り返し繰り返し議論が行われたが、院長に対しては、一切の文句を言う者はいなかった。同時に、職員のベースアップも行われた。これにより、昇進した職員も多かった。しかし、この問題が決着した後も、状況に不満を言い続けた職員には、院長から「君たちは、私の決定にも不満が絶えないようだから、他所の職場を探した方がいいでしょう！」と、病院を去ることを勧められ、そのまま彼らは退職したのである。

「冬の季節」へ

彼、雅生の、〝病院の革命〟とも思える立て直しは、全てが院長と共に働いたため、古い考えの職員でさえ、彼を尊敬した。これに伴って、病院の旧態依然たる体質を願う職員は、院長と事務長により、完全に放逐されたかに見えた。また、少なくない職員たちがしぶしぶ応じたのは、致し方のないことであった。

患者たちは、自由に病院を出入りすることが出来るようになり、退院を要求したり、無断離院――過去には、脱走と言われていた――も、不要になった。ただ、新規に入院してきた患者は、未だに退院を要求することもあるが、そのような時には、「いつでも、帰るなり、出て行くなりしてもよろしいのですよ。でも、治療中ですからね……」と、一言言えば、要求を取り消す始末であった。

しかし、このようなすばらしい環境も、終わりを迎えようとしていた。というのは、日本の国会議員・官僚たちは、「国際障害者年」の議長国が終了するや否や、大きな転換を始めたからである。こうして、日本に住む精神障害者にとっては、「冬の季節」を迎えるに至ったのである。たとえ、オープンシステムを心から歓迎していた日本人でさえ、国家政策の180度転換に賛成した。

この転換は、見た者、体験した者でない限り、信じられないくらいの悲惨な歴史的事実である。オープンシステムは、完全閉鎖に追い込まれ、「統合教育」政策は「完全分離」政策に変わり、前者は、再び自由を奪われ、後者は、急遽行き先がなくなり、遠くの収容施設が空くまで、家庭待機となった。

後の人たちにより、歴史上、国家の責任者が障害者に対して、最も悪辣な事をした事実として記載されている。

元職員たちの破壊工作

同じ頃、数人の懲戒処分を受けた元職員たちが、真夜中に徒党を組んで、新規に入院した患者たちを離院させ始めた――これは、予期されたことであったので、既に全ての鍵が新しく替えてあった。病院内に、彼らと通じている職員がいたことは、疑うまでもないことである。

事務長は、この状況を職員たちの前で伝達し、「私の方では、既に、誰が病院の鍵を渡したのかを掌握しています。管理者は、すぐにでも離院させられた患者を捜し当てることが出来ます。遠くには行けないはずですから」と、明言した。まさに、事務長の言った通り、離院した患者は、数時間の間に全て見つけられ、病院に戻ったのである。

患者らには、「心配しないように、罰などはありませんから」と、告げられ、実際、何らの処罰もなかった――新体制の常識となっていたからである。

彼、雅生は、過去にも同様な事件の経験を思い出し、「私の判断では、このような事を起こす輩は、所謂、〝社会不適応〟の人たちだと思われます。あの人たちは、これまで職場や会社を転々と変え、最後の働き場所として精神病院を選んだのです。そのような人たちは、『精神病院は、働かなくて好きなことをしておれば良いところである』と、考えて就職するのですが、そのようなことは、この病院では通用しなかったのです。過去を想い起してください。この病院でも、このような人たちによって、どれだけの患者が苦しめられてきたかを。彼らは、未だに『患者には、何をやってもどんなひどいことをしても構わない』と、考えている、ある種の、社会のダニのような人たちなのです」と、職員たちの前で話した。

職員たちは、「そうだったのですか。だから、あの人たちには、理屈が通用しなかったのですね」と、言い、そして、「そう。あの奴らは、勝手に資格も指示もないのに、安定剤の注射を勝手気ままに、患者に打ちまくっていたからな」と、今度は、彼らの悪口へと話を進めていった

――これに見て見ぬ振りをしていた自分たちを棚に上げて。

「しかし、この病院のシステムが、オープンシステムに変わった時から、彼らは、患者の上に君臨することが出来なくなったのです」

「そうだったのか。だから、仕事もしないで陰に隠れて、患者を殴ったりして、それが見つかり、解雇になったのですね」

「その通りです。彼らには、もうこの病院には、居場所がなくなってしまったのです。ですから、辞めさせられた腹いせに、嫌がらせをしたり、私たちを困らせようとしているのです」

そこで事務長は、「お前たちの中にも、まだ同類がいるはずだが、今日のところは院長先生と雅生先生に免じて黙っているが、次からは、断固とした措置を講じるからな！」と、締めくくったのである。

二人の再入院と破綻

そうこうするうちに、病院内で愛におち、結婚したサナエとサブロウは、彼らの赤ん坊と共に、幸せで安定した生活を送れるようになっていた。サブロウは、毎日、アパートから直接、職場へ通い、サナエは、仕事を辞め、育児に専念し、友人の好意で子供を預かってもらえる時間だけ、パートタイマーとして働いていた。

　しかし、誰にもわからないはずの彼らの新居であるアパートに、元の病院職員——患者への暴力行為や金品の巻き上げなどの犯罪行為で懲戒免職となった職員——が、訪れるようになってきたのである。当初、彼らは、サブロウやサナエに、「今日、財布を落としてしまって、帰るにも電車賃がないんだよ。少し貸してくれないかな」と、小さなお金を借りに来るようになった。お人好しの二人は、快くお金を貸していたのであった。これが間違いの始まりで、「結構、良い生活をしてんだね。オレ、今失業中でね、お金に困っているんだよ。少しばかり貸してくれないかな?」と言ってきた。

　サナエは、「でも、この前のお金は、まだ返してもらっていないと思うけど」と言うと、「心配しなくてもいいよ！　でっかい仕事に就くことになっているんだから、利子を付けて返すからよ」と、どんどん大きな金額を要求するようになってきたのである。勿論、サブロウとサナエにとっては、大金とも思われるお金であり、なけなしのお金を貸していたのである。これに味をしめたこの輩は、「悪いねー、今日も仕事がうまくいかなくてね。今日は、サブロウの給料日だろ、助けると思って貸してくれよ?」と、給料日まで知るくらい情報を集めて来て、お金をせびりに来るようになったのである。

　そして、遂には、サナエの病院への支払い用のお金まで無くなってしまい、薬ももらえず、サナエは、まったく眠れなくなってしまったのである。薬を飲まなかったら、サナエにとっては、病気の再発が近くなる。しかし、同僚に助けを求めても、所詮、彼らは、〝精神病の患者〟としてしか見られず、誰一人として援助をしてくれる者はいなかった。

そこで、サナエは、一大決心をして主治医に相談を持ちかけた。しかし、事務的で他人の感情の変化を察することの出来ない鈍い主治医は、「心配ありませんよ。気にしないで静かにしていなさい」と、言っただけで、まったく頼りにならなかった。

遂に、サナエは、彼、雅生を訪ね、「この1週間、一睡も出来なかったんです。再発するのが死ぬほど怖いんです」と、懇願するように訴えたのである。

これに驚いた彼、雅生は、サナエと一緒に主治医に詳細な報告を聞きに行き、「何とかなりませんでしょうか？」と、再三、尋ねたのだが、そこで彼の口から出たのが、「サナエは再発したんだよ」の、一言であった。

「そんなー！　あれだけお願いしたのに。あれだけ助けてくださいとお願いしたのに、再発だなんて。どうしたらいいのでしょうか！」と、サナエは、大声で泣き出したのであった——この時が、再発した時とされるのであろうが。

ところが、主治医は、彼、雅生に向って「気にしなくてもいいよ。良くあることだよ。十分に彼女のことは理解しているからね。僕は、彼女の主治医だよ！」と、きっぱりと言い切ったのである。

彼、雅生は、それでも納得できなかったので、サナエのカルテを見てみた。驚いたことに、サナエには、2カ月以上も薬が処方されていなかったのである。主治医は、「患者は、薬の服用を拒否している」とだけ記載してあった――サナエは、薬を飲もうにも、お金がなくて貰えなかったのに。

完全なる再発として、入院するまで時間はかからなかった。サナエは、歩くこともできず、泣くのを止めることも出来なかった。一時の幸せな生活は、崩れ落ちたのであった。サブロウは、超過勤務をさらに長くし、食費と借金を返すために、過酷な勤務をしなければならなくなったばかりか、サナエの入院費用を支払うために、夜勤まで請け負ったのである。サブロウは、仕事のために、子供の面倒をみるわけにはいかず、公的育児施設へ依頼せざるを得なかった。まさに、悪循環の始まりであった。

サナエは、子供のことばかり考え、眠ることさえ出来なかった――最も強力な薬物も、母性本能には無効であった。サナエは、毎晩、目を覚ましたまま夜を過ごし、サブロウは、不景気になったのを契機に人員カットに遭い、解雇となってしまった。その結果、サブロウの状況も悪化し始め、遂には、彼も再入院となったのであった。

幸いなるかな、サナエは、早期に回復し、子供の預けられている施設への面会外出の許可が出た。彼らの幸せな結婚生活は、悪夢の中で消え去ったようであった。

第8章　再び閉ざされた病棟

一つの事件の影響

同じ頃、国会議員が、ある精神病院に入院しているアルコール依存症の患者によって、包丁で刺殺される事件が起きた。この患者は、主治医の許可により外出中であったという。テレビや新聞は、この事件を全国に報道した。

「世界的に忌わしい犯罪が起きた！　精神病院に入院している患者による政治犯罪である。しかも、殺人を犯した患者は、主治医より自由外出を許可されていたのである。主治医は、この殺人者である患者が、犯罪を起こすなどとは予測もしなかったと言明し、容易に外出を許可していた。そのため、この精神科医は、長期にわたる取り調べを受けた。勿論、この事件に対しての失策と責任は重大である」と、書きたてられ、日本のみならず世界中に報道された。

確かに、悲惨な事件であった。この事件の取り調べの後、この事件とはまったく無関係であることが明らかな職員に至るまで、全ての病院職員が、警察の取り調べを受けたのであった。そして、警察は、特別捜査本部を置いたのである。

加えて、この事件を契機にして政府・官僚は、精神病院における一切のオープンシステムを禁止したのであった。鉄格子の窓と鉄扉が、再び、精神病院に戻って来たのだ。不幸にも、ほとんどの精神科医は、この政府・官僚の「新しい命令」――忌わしい過去の遺物となっていた古き体制である、閉鎖・閉じ込め政策――に従い始めたのであった。即ち、「精神病者を公的機関の許可なしでは、一切、外へは出してはならない」という、「国家の命令」が下されたのである。全ての患者たちに対して、〝戒厳令〟が敷かれたのであった。

これらの変化に伴い、精神障害者は、ご多分にもれず精神科医が人として患者を診断するのではなく、高度医療機器により診断されるという傾向に落ち着いたのである。まさに、患者――医師関係の崩壊を意味していた。

予測しがたい、一人の患者の行為により、精神障害を患う日本中の患者たちが、自由を奪われ、人間として扱われるべき権利を奪われた。これ以降、どの精神科医も、オープンシステムなどというものを創り上げようとしなかったし、これに代わった、「閉鎖システム」という基本的な考えを、今日まで持ち続けているのである。

自由に外出し、自由に買い物をし、自由に働き、そしてお互いに自由に恋しあった患者たちは、突然、鉄格子の中に閉じ込められ、所謂、健常者と言われる職員にさえ、話しかけることが許されなくなった。もし、あえて職員に話しかけようと試みる患者がいたとすると、その患者は、即刻、〝保護室〟と名のつく独房に閉じ込められなければならないことになる。

一つの事件により、精神障害を患う全ての患者は、一夜にして、永久に閉じ込められることになった。突然、人間として扱われなくなったのである。

新しく作られた鉄格子

いつの時代にあっても、精神障害者の事件は、マスコミによりあたかも、歴史上初めての大事件が起きたがごとく大々的に報道される。おそらく、このような現象は、日本に限られているのかもしれない。

先のようなケースにおいて、政府・官僚たちが、早すぎるくらいに精神障害者への隔離政策を実行するということは、ある意味で信じ難いことである。他の福祉政策や経済政策には、実に時間をかけて、いつ結論が出るやらわからないくらいに、ゆっくりとしている政府・官僚が、である。

日本の政府・官僚が、「国際障害者年」の議長国として、最高の栄誉を得た時、政府・官僚たちは、「日本は、健康と障害者教育には、特別に配慮しているため、最も進んだ国家政策を持つ国である」と、豪語したばかりであったのに、この変わりようには、呆れるばかりである。一旦、この政策が突然、廃止されると、あらゆるところで大きな混乱が起きるのは、誰が考えても自然なことであろう。勿論、精神障害者への政策も同じである。この混乱は、教育、医学、そして全ての障害者の治療現場にまで、行きわたってしまうのである。

「精神障害の患者をもっと人間として扱い、従前の閉鎖志向という考えに固着してはならない。それゆえ、患者には、自由を与え、閉鎖病棟を最低限に少なくするように」と、強力に行政指導を受けていた現場では、ある日突然、「新しい指導」がなされ、「精神障害者は、然るべき鉄格子の中に閉じ込め、如何なる事態が起こっても、これに違反してはならない。即ち、外へ出してはならない。患者は全員閉鎖病棟に入れるべし。これに違反した場合は、重大な罰則規定があることを忘れないように」と、急変した。

彼、雅生の病院では、国家の方針通り、精神障害者へのオープンシステムの適用は、成功裏に、スムースに行われてきた。しかし、彼は、政府・官僚の政策が、突然180度転換したことにより、苦労して創り上げた全てを破壊しなければならなかった。

新しく鉄格子は作られ、自由行動は禁止されるに至った。自由に買い物に出かけていたり、愛を語り合ったり、そして、健康になっていく直前の患者までもが、突然、まったく閉鎖された部屋の中に自分たちを見たのである。

政府の方針が、突然、変わったために、「統合教育」が、「分離教育」となり、障害児童は、その日より、行き場所、居場所を失ったのであった。

精神医療全てにおいても、悪化の一途を辿ることになった。極端な精神科ベッド数の削減政策により、患者は、継続治療が必要であろうが6カ月で病院を追い出され、自由診療を受けることのできる患者だけが、然るべき治療を受けることが出来るようになった。6カ月以上は、健康保険支払い基金からの入院費用は、支払われなくなったからである。そのため、病院としては、6カ月を経れば機械的に退院させざるを得ないのである。この結果、この政策が施行されて以来、短期間にホームレスの人たちが激増したのである――米国の政策に右習えした結果、日米両国においてホームレスの人たちが激増したことは、余りにも有名なことである。

今日のシステムは、あたかも回転ドアのようなものである。急性期の患者は、3カ月の入院となり、退院して決められたレールの上を歩くように、デイケア・センターに通うことになる――デイケア・センターは、病院に隣接した病院の経営する施設である。一般市民として、デイケア・センターに、数カ月間通所を命じられ、そのうち、そこからも離れていく。そして、数カ月すると、再び、急性期の状態となり、三度、入院し、先と同じ経路をたどる。この繰り返しの人生を送ることになる。

このようなシステムは、「ベルト・コンベア方式」と呼ばれている。このようなシステムの中では、患者の症状の改善はあり得ない。彼らの人生は、回転木馬となる。そして、もう一方には、身の毛のよだつようなシステムがある。

精神科医や他の医者が、無理やりこのような「医療サービス」を提供する時には、遅かれ早かれ、貧困な医療サービスが基準となり、蔓延することであろう。

行政官僚の従順な下僕となった院長

彼、雅生は、避けられない事態が近づいていることを知っていた。そして、ある日、その事態が起こった。遂に、院長により罠に陥れられた。

院長の彼に対する妄想が深まるにつれ、院長は、彼、雅生が「自分がこの病院を取り仕切りたい」と、思っていると妄想的確信に至ったのである。そして、院長は、彼に「君は私を陥れ、私の地位を乗っ取るつもりだろう。わかっているんだ！ しかし、そうはうまくいくものではない。その前に、この病院を去った方がいい！」と、告げた。

彼は、「何のことを言われているのでしょう？ 私は、そんな計画など考えたことがありませんよ！」と答える。

しかし、その言葉を信じるような院長ではなかった。妄想とは、訂正の出来ない思考であることを彼は、身を持って体験していたのである。彼は、かねがね、患者のための生活状況を改善しようと、労働組合を創ろうと考えていた。しかし、そのような時、彼は空席の副院長でもなく、医長に任命されたのである。この病院の医長職は、管理職扱いであったため、彼は、一切の労働運動に参加することが許されなかったのである――要するに、彼が労働運動に参加できないようにするためだけの目的で、管理職の辞令がおりたのである。

それにも拘わらず、彼が医長職を受けるや否や、院長は、病院の〝専制君主〟となる決意を固めたのである。

だが、彼、雅生の院内での影響力は、余りにも強くなり、院長でさえもこれを抑えることが出来なかった。そのため院長は、なりふり構わず力関係の逆転劇を演じようと、計略を進めたのであった。政府・官僚の精神医療政策の180度転換と、まさに時期も内容も一致したごとくであった。彼にとって最も大事な患者中心哲学が、自らの病院から放逐される計略に利用されたのであった。これを「理不尽」と言わずして、何をかいわんやである。

そして、Xデーが来た。

〝いつ暴力を振るうかわからない〟という理由で、長期にわたり保護室に入れ放しの患者がいた。何も知らない彼は、「5分間でも、保護室の外に出してあげれませんか?」と、「院長の許可なくして、この患者を保護室外に出すことを禁止する」と、「院長命令」が出ていたことをまったく知らずに、聞いてみたのである。看護職員は、従来とはまったく異なり、従順すぎるくらいに「わかりました。外へ出しましょう」と言う。

この患者が保護室から出るや否や、院長がやってきて、大声で叫んだのである。「誰がこの患者を外へ出したのだ？　私は、絶対に出してはならないと命じたはずだ！」。すかさず、主任看護師は、「雅生先生の命令です！」と答えた。

院長は、「確かかね！　雅生先生の指示だって？　本当かね！　私の指示ではなく、雅生先生の指示に従ったのかね？　雅生を部屋へ連れてきなさい！」と、怒鳴りつけるように叫んだのである。院長室に連れてこられた彼、雅生は、「君は院長の命令に反抗したら、どのようになるかわかっているのかね？」と問い詰められた。

同席した事務長が、さも重々しく「即刻、懲戒免職ですな！」と言う。彼は、突然のことで驚愕した。院長も淡々と、「懲戒免職だな」と、事務長に同調した。彼は、心の中でつぶやいた。

「ブルータス、お前もか！」。

院長は、最初から「患者中心システム」という目標などまったく持っておらず、ただただ、政府・国会議員・官僚のように、自分の利のため、自分が目立つため、自分が独裁者となるため、その一つの手段として「オープン・システム」を援助しただけであった。理事長には、最高の報酬を要求し、様々な関係機関からも推測できないほどの利益を得るための、単なるパフォーマンスであったことが明々白々となった。

しかし、その時の院長は、とにかく彼を放逐することしか頭にないくらいに自分自身を追い詰めていた。そのため、彼がいなくなった後の病院のことなど、まったく考えも及ばなかったようである。彼が病院を去ったら、病院業務が停止するくらいに彼の責任は大きく、広く及んでいたのである。

そこで、我にかえった院長は、「こちらとしては、君に急に辞められても困るんだよ。しかし、処分は受けて貰わんと示しがつかん。週に3日間くらいパートに来てくれれば助かるが、それでいいかな？　あとは、大学に戻って勉強するんだな。君が不自由しないように、病院の宿舎もそのまま使っていいからな。それと、懲戒免職となると退職金も出ない規則だが、僕の一存で全てここだけの話ということにしておくからな。公にはしないから、今後、履歴書にも書く必要がないように、記録は残さないようにしておいたから心配しないように」と述べた。

彼は、言われたとおり、一切の言い訳もせず全てを受け入れたのである。その結果、病院は、瞬く間に旧態依然とした形態となり、如何に若い看護師らがこれを止めようとしても、所詮、多勢に無勢であった。

「患者による、患者のための病院」も、音をたてて崩れ去り、「患者の権利」「人間としての患者」「患者の自由」という言葉も、まったく過去のものになってしまった。

院長は、政府・官僚の従順な下僕となり、「営利優先、無駄の排除」を目標に掲げ、既に作られていた患者のための施設も、道具も、機械も、そして楽器までも、全て売却してしまったのである。また、ハーフウエイハウスには、鉄格子がつけられ、閉鎖病棟となり、運動場の芝生は、院長夫妻のゴルフ練習場と化し、広かった医局は院長室、狭かった院長室は医局となり、医師たちは狭い医局へ追いやられたのであった。医局秘書は、院長秘書となり、厚い絨毯が敷かれた院長室で過ごすことになった。他方、職員の休憩場となっていたコーヒーショップは、物置小屋となり、休憩室とは名ばかりの狭い食堂が兼用され、大ホールは、患者を閉じ込める病棟となり、これ以上表現するのも忌わしい病院と化してしまったのである。

まさしく、全てが鉄条網に囲まれた敷地内に、全ての窓は鉄格子がはめ込まれ、従来の木製の扉は、全てが鉄扉にされ、一切、病院の内外の交流は不可能となり、刑務所以上の厳重な鉄の館に生まれ変わったのである。勿論、患者の声など聞こえない、沈黙の要塞の如く作り替えられていた。

それからの患者たち

もはや、ここに改めて記すまでもなく、一時期の〝自由〟という夢を見た患者については、知るすべもない。彼は、患者たちが「夢のような日々を想い起しているのだろうか。それとも、忌わしい扱いをされる日々に戻ってしまったのか。わずかあれだけの短い期間の自由であったのなら、かえってぬか喜びさせてしまったのであろう。申し訳ないなどと軽々に言えるものでもないし、詫びのしようもない」と、混乱した頭で現状を思い浮かべるだけであった。

風の便りによれば、「あれだけ強硬策を取ったのだから、元の脳病院よりひどい扱いになっている。普通の人間であれば、病棟なんかには絶対に入れないはずだ。患者のあのような無残な扱いは、人間扱いなどと言うより、動物以下である。しかし、患者の適応能力には驚かされるね。あれだけ自由にしていた患者が、ガッチリ閉じ込められ、職員から暴力行為を受けても耐えているような顔さえしない」ということである。

そして、週に3日だけの勤務となった翌月の1月に、N大学の精神科教室K教授から、極秘裏に呼び出しがあり、「ナカガワ先生は、信じられないくらい執念深い男だ。教授である僕にまでも脅迫してくるくらいだから、気を許してはいけないぞ。早速、来月から国立T病院へ赴任しなさい。国立であれば、最も安全だろうから、彼も彼の手下も手を出せないだろう」と、新規赴任の勧めがあり、彼はその場でこれを受け入れたのであった。

これまで、国家行政には、常にモノ申す立場を取ってきた彼、雅生であったが、皮肉にも国家に守られる立場になろうとは、思いもしなかった。

そして、3500kmの走行距離を示す、サイドカー付きのバイクに飛び乗り、擦り切れた赤茶けたライダー・スーツを着て、後ろを振り返ることもなく、新しい赴任地であるT市に向かったのである。

以降は、時の流れに誘われるように、「患者中心」を基本に精神病院の「オープンシステム」を現実のものとすべく実践している。だが、精神科医としての最初の一歩のこの病院で、誠心誠意、病院業務を行ってきた彼、雅生は、次の赴任先へ移っても、患者のことを忘れることが出来なかった。

　妄想的と思われるほど用心深いナカガワ院長は、彼が「何らかの仕返しを目論んでいるのではないか」と、何人もの製薬業者を使い様子伺いに来させたり、それが終わったかと思うと、嫌がらせのために患者たちを寄こした。ナカガワ院長から——本来は、教えることが禁じられていた——彼、雅生の住まいを教えられた退院した患者が、時々尋ねて来たのであるが、病院の状況を知ろうにも、幻覚妄想の著しい患者たちばかりで、食事を共にして自宅へ帰るように勧める日々が続いた。

　だが、そのような日々も長くは続かず、彼の担当していた患者の親類や両親からは、感謝の気持ちを表す手紙が届くようになってきた。

「病院の中の様子も知らずに、子供を入院させていましたが、先生のお働きには心から感謝しております。先生が病院を辞められてから、子供は他の病院へ通院することにさせました。わからないなかにも、先生がおられた時と今とでは、まったく病院が変わってしまったことを知りました。病院に、預けっぱなしにしていた自分を恥じております。今後は、何としてでも、先生の行われたように、子供には本当の治療を受けさせてやろうと思っております。心から感謝申し上げます」

というような手紙が、毎日のように届くようになった——推測するに、彼の住所が病院で公開されていたようである。1通でもこのような手紙が届くと、彼は「自分の行っていたことも、まんざら、裏目にばかりは出なかったのだな」と、気持ちが洗われるようであった。その中の数人は、30年近く過ぎた今日でも連絡があり、盆暮れには、かの地の名産が届いている。

新たな旅立ち

国立T病院に赴任した彼、雅生は、偶然にも、精神疾患の患者の尿検査で本来、絶対に見られないと言われてきた免疫物質を発見した。

それまでは、彼の育った大学の、患者の命を犠牲にしてでも行われていた「研究至上主義」に反発し、地域の病院への赴任を申し出た彼であったが、この発見を評価してくれたT教授とN教授の勧めにより、「脳と免疫と癌」「脳とアレルギー反応」の研究を、生涯研究として行うことになったのである。

他方、袖を分かつことになったナカガワ院長は、彼の右に出る経営者がいないくらいの大富豪となるべく、自らの医療機関を立ち上げ、気に食わないと言っては1日に2台、3台と高級輸入車を買い替えるほどの資産家になったという。

その後、彼、雅生は、小さな診療所を建て、精神障害に病む人たちの治療を行う傍らで、あちらこちらの大学病院で、専門医に見捨てられた末期癌患者の治療を行っている。開業して15年になるが、どのような精神障害の患者であっても、一人として入院を求めた患者はおらず、入院を依頼したこともない。110人の末期癌の患者も、10年間も元気に生きている。

ここでは、いろいろな患者が、診療を受けるためにに来院するだけではなく、「喫茶店なんかへ行くより、ここの方がゆったりできるよね」と、無料のティーサーバーのコーヒーやお茶を飲みながら、世間話に花を咲かせたり、あちらこちらの医療機関を評価し合ったり、医者の評価までしたりして、休日を過ごしている光景も見られる。

ある患者とその家族は、「ドアを開けると同時に、ここは別世界のような快さを感じました」と、喜んでもらえた。

彼、雅生は、一人でも多くの人たちに、このような「生の声」を聞いて貰いたいと念じながら、文章を書き続けている。

おわりに

この文章を書き始めた頃、若い精神科医の雑談のなかでは、次のようなことが言われていた。

「昔は、変な医者がいたそうだな。精神病院を開放しようなんて考えるような」

「何だ、それは?」

「要するに、精神病の患者を自由に病棟から出入りさせ、いつでも、どこへでも行けるようにするということだよ。精神病の何たるかを知らない医者の考えそうなことだがね」

「馬鹿馬鹿しい! あいつらが、何かやらかしたら誰が責任を取るんだよ!」

「まあ、似非ヒューマニストとでも言うのかね」


彼、雅生は、この会話を黙って聞いていた。口を挟むようなところがなかったからである。他方では、数ヵ所ではあるが、「街を挙げて、精神障害者を受け入れよう」というスローガンを立てて、患者の人権を取り戻そうとしている医師たちもいる。

彼は、期待を持って、この街を見に行って来た。しかし、街の中には、「明らかに精神障害者」と思われる人たちがまばらに歩いているだけで、まったく生気が感じられなかった。「世の中も見捨てる人たちばかりではない！」と、思いたかったために、はるばる出かけたのであったが、かつて彼、雅生のいた病院で見た、生き生きとした患者の顔に出会うことは出来なかった。

政府・行政の勝手気ままな、「精神障害者対策」に惑わされることなく、「建前と本音」の異なった医療行政に、引きずりまわされることなく、人間性を失った「高度医療機器診断」に操られることなく、「人間が人間である患者として付き合える社会」になることを願ってやまない。いつしか、「晴れ晴れとした、生き生きとした」精神障害者と出会えることを願いつつ、筆を終えることにする。

（注　なお、本稿の草稿にあたって、本稿に登場する患者やご家族の了解を得るべく、関係官庁で彼らの所在の調査を試みたが、「関係資料」は、全て廃棄処分となっており、全員が他界したということであった。おそらく、彼ら彼女らは、今こそ最も幸せな笑みをたたえながら、飛び回っていることであろう。）

平成21年3月15日

定塚メンタルクリニック　院長室にて

定塚　甫

著者紹介

定塚 甫（じょうづか　はじめ）

1946年富山県高岡市にて出生。県立高岡高校、国立金沢大学医学部卒、名古屋市立大学精神医学教室にて精神病理学を学び、浜松三方原病院精神科医長、国立豊橋病院神経科医長・心療内科医員、県立保育大学講師、日本電電公社名古屋中央健康管理所神経科部長、心療センター矢作川病院副院長を経て、1994年より定塚メンタルクリニック院長。

公的資格：精神保健福祉法指定医、心身医学指導医、精神医学指導医。

専門は精神神経免疫病理学、児童精神医学、社会精神医学、産業精神医学。

著書に『日本の医者は癌と闘えるのか』『やぶ医者の見分け方』（郁朋社）、『人格障害』『性科学』『医者になる前に読む本』（三一書房）、『医は仁術か算術か』（社会批評社）他。

“Psychoneuroimmunopathology”（Maruzen Nagoya）“Introduction to Psychoneuroimmunopathology and Clinical practice”“Psychoneuroimmunopathology and Daseinsanalysis”“How to fall in love”“From the Conceptionto the Adolescent”（Biblio-Book Israel）論文：日・英文専門論文多数

凍てつく閉鎖病棟——青年精神科医の見たその現実

2009年4月30日　第1刷発行

定　価　（本体1600円＋税）
著　者　定塚　甫
装　幀　（株）クリエィティブ・コンセプト
発行人　小西　誠
発　行　株式会社　社会批評社
東京都中野区大和町1-12-10小西ビル
電話／03-3310-0681　FAX／03-3310-6561
郵便振替／00160-0-161276
http://www.alpha-net.ne.jp/users2/shakai/top/shakai.htm
shakai@mail3.alpha-net.ne.jp
印　刷　モリモト印刷株式会社